TRUDNOĆA

A - Ž

Francusko – Hrvatski Rječnik

Edita Ciglenečki

ISBN-13: 978-1984120779
ISBN-10: 1984120778

UVOD

Ovaj francusko-hrvatski rječnik sadrži preko 2200 pojmova povezanih s trudnoćom, prikazanih na jednostavan i razumljiv način koji obuhvaća dijelove ljudskog tijela, simptome, bolesti, ljekarništvo, medicinske ustanove, njegu i postupke, dijagnostiku, te trudnoću i porodništvo.

SADRŽAJ

TRUDNOĆA

A - Ž

Francusko – Hrvatski Rječnik

Français	Hrvatski
À jeun	Na tašte
À midi	U podne
Abaissement de la paupière supérieure (blépharoptose)	Spušteni kapak (blefaroptoza)
Abcès	Apsces
Abcès anale	Analni apsces
Abdomen	Trbuh (abdomen)
Abdomen aigu	Akutni abdomen
Ablation chirurgicale de l'appendice iléocaecal (appendicectomie)	Kirurško odstranjenje slijepog crijeva (apendektomija)
Ablation chirurgicale de la prostate (prostatectomie)	Kirurško odstranjenje prostate (prostatektomija)
Ablation chirurgicale des fibromes utérins (myomectomie)	Kirurško odstranjenje mioma u maternici (miomektomija)
Ablation chirurgicale des hémorroïdes (hémorroïdectomie)	Kirurško odstranjenje hemeroida (hemoroidektomija)
Aboulie	Abulija (poremećaj umanjene motivacije)
Abruption placentaire (rupture placentaire)	Abrupcija posteljice
Absence de descente des testicules	Nespušteni testis
Absence de la conscience	Nesvjestica
Absence de pouls	Gubitak pulsa
Absence des règles (aménorrhée)	Izostanak mjesečnice (amenoreja)
Accident	Nesreća
Accident automobile (accident de la route)	Automobilska nesreća
Accident domestique	Nesreća u kući
Accident du travail	Nesreća na radu
Accident sur la voie publique	Prometna nesreća
Accident thromboembolique	Tromboembolija
Accouchement (naissance)	Porod
Accouchement à terme	Ročni porod
Accouchement dans l'eau	Porod u vodi
Accouchement pathologique	Patološki porod
Accouchement prolongé	Produljeni porod
Acetabulum	Čašica zdjelične kosti (acetabulum)
Acétylcholine	Acetilkolin
Acide aminé	Aminokiselina
Acide borique	Borova otopina
Acide désoxy-ribonucléique	Dezoksiribonukleinska kiselina (DNK)
Acide gastrique	Želučana kiselina
Acide ribonucléique (ARN)	Ribonukleinska kiselina
Acides gras oméga-3	Omega-3 masne kiseline
Acidose	Acidoza
Acidose métabolique	Metabolička acidoza
Acné	Akne
Acné papulo-pustuleuse	Vulgarne akne
Acouphène	Zujanje u ušima (tinitus)
Acrophobie (peur des hauteurs)	Akrofobija (strah od visine)
Adénohypophyse	Adenohipofiza
Adénopathie	Adenopatija
Administration des médicaments	Davanje lijekova
Adrénaline	Adrenalin
Aerophobie (peur de l'avion)	Aerofobija (strah od letenja)
Aérosol	Aerosol
Affaiblissement de l'organisme (asthénie)	Gubitak mišićne snage (astenija)
Agénésie	Agenezija (nedostatak jednog organa)
Agénésie rénale	Agenezija bubrega
Agent antiarythmique	Antiaritmik
Agglutinine	Aglutinin
Agglutinogène	Aglutinogen
Aide médicale urgente	Hitna služba
Aiguille	Igla
Aine	Prepona
Aisselle	Pazuh (aksila)
Alarme	Uzbuna
Albinisme	Albinizam
Albumine	Albumin

Albumine dans le sang	Albumin u serumu	**Anémie**	Slabokrvnost (anemija)
Albuminurie	Albuminurija	**Anémie ferriprive**	Anemija radi deficita željeza (sideropenična anemija)
Alcalose	Alkaloza		
Alcalose respiratoire	Respiratorna alkaloza		
Alcoolisme	Alkoholizam	**Anémie hémolytique**	Hemolitična anemija
Aldostérone	Aldosteron		
Alkohol	Alcohol	**Anémie hypochrome**	Hipokromna anemija
Allaitement	Dojenje		
Aller aux toilettes	Obaviti nuždu	**Anémie pernicieuse**	Perniciozna anemija
Allergie	Alergija	**Anencéphalie**	Anencefalija
Allergie alimentaire	Alergija na hranu	**Anesthésie**	Anestezija (narkoza)
Allergie aux médicaments	Alergija na lijekove	**Anesthésie générale**	Opća anestezija
		Anesthésie locale	Lokalna anestezija
Alopécie	Ćelavost	**Anesthésique**	Anestetik
Alvéole	Alveola	**Anévrisme (anévrysme)**	Aneurizma
Amaigrissement	Mršavljenje		
Ambulance	Kola hitne pomoći	**Anévrisme congénital de l'artère à la base du cerveau**	Urođena aneurizma arterija baze mozga
Aminophylline	Aminofilin		
Ammoniac	Amonijak		
Amnésie	Amnezija		
Amniocentèse	Amniocenteza	**Anévrisme de l'aorte**	Aneurizma aorte
Amnios (sac amniotique)	Vodenjak		
		Anévrisme de l'aorte abdominale	Aneurizma abdominalne aorte
Amnioscopie	Amnioskopija		
Ampicilline	Ampicilin	**Anévrisme intra-crânien**	Cerebralna aneurizma
Ampoule	Ampula		
Amputation	Amputacija	**Angine**	Angina
Amputation chirurgicale d'un ou des deux testicules (orchidectomie, orchiectomie)	Kirurško odstranjenje testisa (orhidektomija)	**Angine de poitrine (angor)**	Angina pektoris
		Angiographie	Angiografija
		Angiographie cérébrale	Cerebralna angiografija
Analgésie	Analgezija (neosjetljivost na bol)	**Angiographie interventionnelle utilisant un cathéter**	Kateterska angiografija
Analgésique	Analgetik	**Angiographie numérique**	Digitalna supstrakcijska angiografija
Analyse chimique de l'urine	Kemijska analiza urina		
Analyse chimique du suc gastrique	Kemijski pregled želučanog soka	**Angiographie pulmonaire**	Pulmonalna angiografija
Analyse de biochimie du sang	Biokemijske pretrage krvi	**Angiographie spinale**	Spinalna angiografija
Analyse de l'ADN	DNK analiza	**Ankylose**	Ankiloza (ukočenje zgloba)
Analyse du liquide céphalo-rachidien	Pregled likvora	**Année**	Godina
Analyse fécale de benzidine	Benzidinski test stolice	**Annulaire**	Prstenjak
		Anomalie cérébrovasculaire	Anomalija moždanih krvnih žila
Analyse médicale (examens de biologie médicale)	Laboratorijske pretrage	**Anomalie du développement cérébral**	Anomalija u razvoju mozga
Analyse sérologique	Serološke pretrage na antitijela	**Anomalies de développement**	Razvojne anomalije

Anomalies foetales	Anomalije fetusa
Anorexie	Anoreksija
Anti-inflammatoire	Protuupalno
Anti-inflammatoire non stéroïdien	Nesteroidni antireumatik
Antiacide	Antacid
Antiallergique	Antialergik
Antibiogramme	Antibiogram
Antibiotique	Antibiotik
Anticoagulant	Antikoagulans
Antidépresseur	Antidepresiv
Antidote	Antidot
Antiémétique	Lijek protiv mučnine i povraćanja
Antiépileptique (anticonvulsivant)	Antiepileptik (antikonvulziv)
Antigène carcino-embryonnaire (ACE)	Karcinoembrionski antigen (CEA)
Antigène de cancer CA 125	CA 125 (karcinomski antigen 125)
Antigène de cancer CA 19-9 (antigène d'hydrate de carbone)	CA 19-9 (karbohidratni antigen)
Antigène HbsAg (antigène de surface du virus de l'hépatite B)	HbsAg (hepatitis B površinski antigen)
Antigène prostatique spécifique	Prostatični specifični antigen (PSA)
Antihelminthique	Antihelmintik
Antihistaminique	Antihistaminik
Antihypertenseur	Antihipertenziv
Antimalarique	Antimalarik
Antimycosique	Antimikotik
Antioxydant	Antioksidans
Antipsychotique	Antipsihotik
Antipyrétique	Antipiretik
Antiseptique	Antiseptik
Antiseptique urinaire	Uroantiseptik
Antisérum	Antiserum
Antitoxine	Protuotrov
Antituberculeux	Antituberkulotik
Anurie (volume urinaire < 100 ml par 24 heures)	Anurija (lučenje urina < 100 ml u 24 sata)
Anus	Čmar (anus)
Anuscopie	Anoskopija
Anxiété	Nemir (anksioznost)
Aorte	Aorta
Aorte abdominale	Abdominalna aorta

Aorte thoracique	Torakalna aorta
Aortographie	Aortografija
Aphte (ulcère de la muqueuse buccale)	Afte (ulceracija sluznice usta)
Aplasie	Aplazija
Apnée du sommeil	Noćna desaturacija
Aponévrose	Široka plosnata tetiva (aponeuroza)
Apoplexie (attaque d'apoplexie)	Moždano krvarenje (apopleksija)
Appareil à succion	Aspirator
Appareil acoustique	Slušni aparat
Appareil respiratoire	Aparat za disanje (respirator)
Appel à l'aide	Poziv u pomoć
Appel SOS	SOS poziv
Appendice iléo-caecal (appendice, appendice vermiforme)	Slijepo crijevo (crvuljak)
Appendicite aiguë	Akutna upala crvuljka
Appétit	Apetit
Après-midi	Poslijepodne
Après-repas	Nakon jela
Arachnoïde	Paučinasta ovojnica (arachnoidea)
Armoire	Ormar
Arrêt cardiaque (arrêt ventilatoire, arrêt cardio-respiratoire)	Zastoj srca (srčani arest)
Arrêt de la sécrétion d'urine	Prestanak lučenja urina
Arrêt du développement d'un organe (aplasie d'un organe)	Nerazvijenost organa (aplazija organa)
Arrêt respiratoire (apnée)	Zastoj disanja (apnea)
Artère	Arterija
Artère coronaire	Koronarna arterija
Artère pulmonaire	Plućna arterija
Artériographie	Arteriografija
Artériole	Arteriola
Artérosclérose	Arterioskleroza
Arthrodèse	Artrodeza
Arthrographie	Rendgensko snimanje zgloba
Arthroscopie	Artroskopija
Arthrose de cheville	Artroza skočnog zgloba
Arthrose du disque intervertébral	Diskartroza
Articulation	Zglob

Articulation oléacranienne	Lakatni zglob
Arythmie	Aritmija
Arythmie cardiaque	Srčana aritmija
Ascenseur	Dizalo
Ascite	Ascites
Aspartate transaminase (SGOT)	Transaminaze u serumu
Asphyxie	Asfiksija
Aspirine	Aspirin
Assurance maladie	Zdravstveno osiguranje
Asthme	Astma
Astigmatisme	Astigmatizam
Astrocyte	Astrocit
Atonie	Atonija
Atrésie anale	Atrezija anusa
Atrophie	Atrofija
Atropine	Atropin
Attaque	Napad
Attaque cérébrale (accident vasculaire cérébral)	Moždani udar
Attaque physique	Tjelesni napad
Audiométrie	Audiometrija
Audiométrie vocale	Govorna audiometrija
Augmentation d'un ganglion lymphatique (lymphadénopathie)	Povećanje limfnih čvorova (limfadenopatija)
Augmentation de la langue (macroglossie)	Uvećani jezik (makroglosija)
Augmentation du foie (hépatomégalie)	Povećanje jetre (hepatomegalija)
Aujourd'hui	Danas
Auriculaire (petit doigt)	Mali prst
Autisme	Autizam
Automutilation	Samoozljeđivanje
Autopsie	Obdukcija
Avant-bras	Podlaktica
Aversion pour la nourriture	Gađenje prema hrani
Avitaminose	Avitamonoza
Avortement	Prekid trudnoće (abortus)
Avortement à répétition	Habitualni pobačaj
Azote d'urée dans le sang	Ostatni dušik u krvi (urea nitrogen test)
Baby blues	Labilno psihičko raspoloženje (baby blues)
Bacteria	Bakterija
Bactériémie	Bakterijemija
Bactériurie	Bakteriurija
Bâillement	Zijevanje
Baisse de la pression artérielle (hypotension artérielle)	Nizak krvni tlak (hipotenzija)
Balance	Vaga
Ballonnements et vesse (flatulence)	Nadutost i vjetrovi
Bandage	Zavoj
Banque du sperme	Banka sperme
Barbiturique	Barbiturat
Barotraumatisme	Barotrauma
Base du crâne	Baza lubanje
Bassin contracté	Sužena zdjelica
Bassin osseux	Zdjelica
Béquille	Štaka
Bile	Žuč
Biligraphie intraveineuse	Intravenozna biligrafija
Bilirubine	Bilirubin
Biomarqueur	Biomarker
Biopsie	Biopsija
Biopsie d'un ventricule cérébral	Biopsija moždanih klijetki (ventrikulopunkcija)
Biopsie de peau	Biopsija kože
Biopsie du foie	Biopsija jetre
Biopsie du ganglion lymphatoque	Biopsija limfnog čvora
Biopsie endométriale	Biopsija endometrija
Biopsie ostéomédullaire	Biopsija koštane srži
Biopsie pleurale	Biopsija pleure
Biopsie rénale	Biopsija bubrega
Biopsie stéréotaxique	Stereotaktična biopsija
Biopsie thyroïdienne	Biopsija štitnjače
Blanchisserie	Vešeraj
Blastocyste	Blastocista
Blessure	Ozljeda
Blessure par balle	Prostrijelna rana
Blessure par explosion	Eksplozivna rana
Blessure par morsure	Ugrizna rana
Blessure thermique	Termička rana

Blessures à la tête et blessures du cerveau	Ozljede glave i mozga	**Calcul dans l'uretère**	Ureteralni kamenac (ureterolitijaza)
Bloc auriculo-ventriculaire	Atrijskoventrikularni blok	**Calcul rénal (néphrolithiase, lithiase urinaire)**	Bubrežni kamenac (nefrolitijaza)
Bloc de branche	Blok grane Hisovog snopića	**Calcul urinaire (urolithiase)**	Kamenac mokraćnog mjehura
Bloc opératoire	Operacijska sala	**Calendrier des vaccinations**	Kalendar cijepljenja
Bloc trifasciculaire	Trifascikularni blok	**Callosité**	Zadebljanje kože
Blouse de protection	Zaštitna navlaka za odjeću	**Camomille**	Kamilica
Boitillement	Šepanje	**Camp de réfugiés**	Izbjeglički logor
Bossu	Grba	**Canal artériel**	Ductus Botalli
Bouche	Usta	**Canal de Schlemm**	Schlemmov kanal
Bouffée de chaleur	Valovi vrućine (valunzi)	**Canal éjaculateur**	Sjemenovod
		Canal galactophore	Mliječni vod
Bouillotte	Termofor	**Canal lacrymonasal (canal lacrimal, canal des larmes)**	Suzno-nosni kanal
Boulimie	Bulimija		
Bourse séreuse	Sluzna vreća (bursa)		
Bras	Ruka	**Canal utérin**	Porodni kanal
Brassard du manomètre	Manšeta tlakomjera	**Candidiase**	Kandidijaza
		Candidose orale	Sor (oralna kandidijaza)
Bronche	Dušnica (bronh)		
Bronchiole	Bronhiola	**Canine**	Očnjak (kanin)
Bronchodilatateur	Bronhodilatator	**Cannabis médical**	Medicinski kanabis
Bronchographie	Bronhografija	**Canule**	Kanila
Bronchoscopie	Bronhoskopija	**Canule de Guedel**	Orofaringealna kanila
Bronchospasme	Bronhospazam		
Brucelles	Pinceta	**Canule nasale**	Nosna kanila
Bruit anormal émis lors de la respiration (stridor)	Glasno otežano disanje (stridor)	**Capacité de mouvement**	Sposobnost kretanja
		Capillaire	Kapilara
Brûlure	Opeklina	**Capsule articulaire**	Zglobna čahura
Brûlure de l'estomac (pyrosis)	Žgaravica	**Carcinome de l'endomètre**	Karcinom endometrija
Brûlure électrique	Opeklina od strujnog udara	**Carcinome embryonnaire**	Embrionalni karcinom
Brûlures à la miction	Pećenje za vrijeme mokrenja	**Cardiomyopathie**	Kardiomiopatija
		Cardiopathie congénitale	Urođena srčana bolest (kongenitalna kardiopatija)
Bureau du médecin	Liječnička ambulanta		
Cadavre	Leš	**Cardiotocographie**	Kardiotokografija
Caféine	Kofein	**Carence en vitamine**	Manjak vitamina
Cage thoracique	Grudni koš		
Caillot sanguin (thrombus)	Krvni ugrušak (tromb)	**Carence en vitamine A**	Manjak vitamina A
Calcanéus (calcanéum)	Petna kost (kalkaneus)	**Carence en vitamine B1**	Manjak vitamina B1
Calcification	Ovapnjenje (kalcifikacija)	**Carence en vitamine B12**	Manjak vitamina B12
Calcitonine	Kalcitonin	**Carence en vitamine B2**	Manjak vitamina B2
Calcium	Kalcij		
Calcul biliaire (cholélithiase)	Žučni kamenac (holelitijaza)	**Carence en vitamine B3**	Manjak vitamina B3

Carence en vitamine C	Manjak vitamina C
Carence en vitamine D	Manjak vitamina D
Carence en vitamine K	Manjak vitamina K
Carence oestrogénique	Manjak estrogena
Carie dentaire	Zubni karijes
Carpe	Zapešće
Cartilage	Hrskavica
Cartilage articulaire	Zglobna hrskavica
Cartilage cricoïde	Hrskavični prsten
Caryotype	Kariotip
Catécholamine	Katekolamin
Cathéter	Kateter
Cathéter à succion	Usisni kateter
Cathéter urologique	Urinarni kateter
Cathétérisme cardiaque	Kateterizacija srca (angiokardiografija)
Cause de la mort	Uzrok smrti
Cautérisation	Kauterizacija
Cavité buccale	Usna šupljina
Cavité tympanique	Bubnjište
Cécité	Sljepoća
Cécité nocturne (héméralopie)	Noćno sljepilo
Cellule	Stanica
Cellulite	Celulitis
Cément	Zubni cement
Cent	Sto
Centre médical	Medicinski centar
Céphalée de tension	Tenzijska glavobolja
Céphalocèle	Cefalokela
Céphalométrie	Cefalometrija
Céphalosporine	Cefalosporin
Cercaire	Cerkarija
Cerclage	Serklaž
Cerveau	Mozak
Cervelet	Mali mozak
Césarienne	Carski rez
Cétoacidose diabétique	Dijabetična ketoacidoza
Chaise d'évacuation	Sjedalica za evakuaciju
Chambre de malade	Bolesnička soba
Changement de la muqueuse	Promjene na sluznici
Changements d'appétit	Promjene apetita
Changements dans la forme des os	Promjene oblika kosti
Changements dans les grains de beauté	Promjene na madežima

Changements de conscience	Promjene stanja svijesti
Changements de couleur de la peau	Promjene boje kože
Changements de personnalité	Promjene osobnosti
Changements de sensation de goût	Promjene osjeta okusa
Changements de voix	Promjene glasa
Changements des sensations olfactives	Promjene osjeta mirisa
Changements des sensations tactiles	Promjene osjeta dodira
Changements psychiques	Psihičke promjene
Charbon actif	Aktivni ugljen
Chariot	Kolica
Charlotte à usage unique	Zaštitna kapa
Chausson	Šlape
Chemise de nuit	Spavačica
Cheveu	Kosa
Cheville (cou-de pied)	Skočni zglob (gležanj)
Chimiothérapie	Kemoterapija
Chirurgie	Kirurgija
Chleuasme (chloasma)	Kloazma (melazma)
Chloramphénicol	Kloramfenikol
Chlore	Klor
Choc	Šok
Choc anaphylactique	Anafilaktični šok
Choc cardiogénique	Kardiogeni šok
Choc endotoxique	Endotoksični šok
Choc hypovolémique	Hipovolemički šok
Choc neurogénique	Neurogeni šok
Choc post-opératoire	Kirurški šok
Choc septique	Septički šok
Choc spinal	Spinalni šok
Choc traumatique	Traumatski šok
Cholangiographie	Kolangiografija
Cholangiopancréatographie rétrograde endoscopique	Endoskopska retrogradna kolangiopankreatografija (ERCP)
Cholécystographie orale	Rendgensko snimanje žučnog mjehura s kontrastom (peroralna kolecistografija)

Cholestérol	Kolesterol
Choléstérol sanguin élevée (hyper-cholestérolémie)	Povišeni kolesterol u krvi (hiper-kolesterolemija)
Chorioamnionite	Upala plodovih ovoja (korioamnionitis)
Choriocarcinome	Koriokarcinom
Choriocentèse	Uzorak korionskih resica
Chorioméningite lymphocytaire	Limfocitni koriomeningitis
Chorion	Korion
Choroïde	Žilnica
Chute	Pad
Cicatrice	Ožiljak
Cil	Trepavica
Cinq	Pet
Cinq cents	Petsto
Cinquante	Pedeset
Cinquième	Peti
Cinquième mois	Peti mjesec
Cinquième semaine	Peti tjedan
Circoncision	Obrezivanje
Cire de l'oreille (cérumen)	Ušna mast (ušna smola, cerumen)
Ciseau	Škare
Civière	Nosila
Clarté nucale	Nuhalna translucencija
Claudication intermittente	Intermitentna klaudikacija
Claustrophobie	Klaustrofobija (strah od zatvorenog prostora)
Clavicule	Ključna kost (klavikula)
Cleptomanie	Kleptomanija
Clitoris	Dražica (klitoris)
Clystère	Klizma (klistir)
Coagulation intravasculaire disséminée	Diseminirana intravaskularna koagulacija
Coarctation de l'aorte	Koarktacija aorte
Cobalt	Kobalt
Coccyx	Trtica
Cochlée	Pužnica
Codéine	Kodein
Coeur	Srce
Coeur pulmonaire	Plućno srce
Coeur pulmonaire aigu	Akutno plućno srce
Colique	Kolika
Colique abdominale	Trbušna kolika (abdominalna kolika)
Colique néphrétique	Bubrežna kolika (renalna kolika)
Coliques de bébé	Novorođenačke kolike
Collagène	Kolagen
Collapsus	Kolaps
Collection de sang dans la trompe de Fallope (hématosalpinx)	Krvarenje u jajovod (hematosalpinks)
Collision	Sudar
Collyre (gouttes ophtalmiques)	Kapi za oči
Côlon sigmoïde	Sigmoidni dio debelog crijeva
Colonne vertébrale (rachis)	Kralježnica
Colonoscopie	Kolonoskopija
Colposcopie	Kolposkopija
Coma	Koma
Coma diabétique	Dijabetična koma
Combat	Tučnjava
Commotion cérébrale	Potres mozga
Communication inter-auriculaire	Atrijski septalni defekt
Communication inter-ventriculaire	Ventrikularni septalni defekt
Complexe articulaire de l'épaule	Rameni zglob
Composite dentaire	Zubna plomba
Compresse	Oblog
Compression cérébrale	Kompresija mozga
Compression du nerf	Kompresija živca (ukliješten živac)
Comprimé	Dražeja (tableta)
Comprimé effervescent	Šumeće tablete
Conception (fécondation)	Začeće (oplodnja)
Conduit auditif externe (canal auriculaire)	Slušni kanal
Confusion	Smetenost
Congestion nasale	Začepljeni nos
Conisation	Konizacija
Constipation	Zatvor (opstipacija)
Contagieux (contagieuse)	Zarazno
Contraceptif	Kontraceptiv

Contraception orale	Kontracepcijska pilula
Contractions utérines du travail	Trudovi
Contracture	Kontraktura
Contracture musculaire	Kontraktura mišića
Contusion	Nagnječenje (zgnječenje, kontuzija)
Contusion cérébrale	Nagnječenje mozga
Convulsion hyperthermique	Febrilne konvulzije
Convulsions	Konvulzije
Cor (cal)	Žulj (plik, kurje oko)
Corde vocale	Glasnica
Cordocentèse	Kordocenteza
Cordon ombilical	Pupkovina (pupčana vrpca)
Cornée	Rožnica
Coronarographie	Koronarografija
Corps	Tijelo
Corps jaune	Žuto tijelo
Cortex cérébral (écorce cérébrale)	Moždana kora
Corticostéroïde	Kortikosteroid
Corticostéroïde	Kortikosteroid
Corticostérone	Kortikosteron
Cortisol (hydro-cortisone)	Kortizol
Cortisone	Kortizon
Côte	Rebro
Cou	Vrat
Couche-culotte	Pelena
Coude	Lakat
Coup	Udarac
Coup de chaleur	Toplotni udar
Coup de soleil (insolation)	Sunčanica
Couper	Presjeći
Coups de pied	Udaranje, ritanje
Couronne	Zubna krunica
Couronne de la dent	Kruna zuba
Coussin de positionnement	Udlaga za pozicioniranje
Couverture	Deka
Couverture	Pokrivač
Couveuse (incubateur)	Inkubator
Crachat purulent	Gnojni ispljuvak
Crachat spumeux	Pjenušavi ispljuvak
Cracher	Pljunuti
Crampe musculaire (spasme)	Mišićni grč (spazam)
Crampes nocturnes des jambes	Noćni grčevi u nogama
Crâne	Lubanja
Craniographie	Rendgensko snimanje lubanje
Crème	Krema
Crème solaire	Sredstvo za zaštitu od sunca
Crise de panique	Napadaj panike
Crise tonico-clonique	Toničko-klonički napadaj
Cristallin	Leća
Croûte	Krasta
Cryo-extraction	Krioekstrakcija
Cryptorchidie	Retencija testisa (kriptorhizam)
Cuillère	Žlica
Cuir chevelu	Vlasište
Cuisse	Natkoljenica (bedro)
Cuivre	Bakar
Culture de crachat	Mikrobiološki pregled ispljuvka
Culture de gorge avec le coton-tige	Mikrobiološki pregled brisa grla
Culture du liquide cérébro-spinal	Mikrobiološki pregled likvora
Culture microbiologique	Mikrobiološki pregled (kultura)
Culture vaginale	Mikrobiološki pregled brisa rodnice
Curetage	Kiretaža
Cuvette	Lavor
Cyanose	Cijanoza
Cycle menstruel	Menstruacijski ciklus
Cycle menstruel anormalement excessice (ménorragie)	Abnormalno velik gubitak krvi tijekom mjesečnice (menoragija)
Cypho-scoliose	Kifoskolioza
Cyphose	Kifoza
Cystographie	Cistografija
Cystoscopie	Cistoskopija
Cytologie	Citologija
Cytomégalovirus (CMV)	Citomegalovirus (CMV)
Cytostatique	Citostatik
Daltonisme	Daltonizam
Déambulateur (cadre de marche, gadot)	Hodalica
Déboîtement (luxation)	Iščašenje (dislokacija, luksacija)

Débris	Otpad (otpadni proizvod)
Déchirure	Istegnuće
Déchirure ligamentaire	Istegnuće ligamenta
Décollement de la rétine	Odvajanje mrežnice (ablacija retine)
Décompensation cardiaque	Srčana dekompenzacija
Dedans	Unutra
Défécation	Pražnjenje stolice (defekacija)
Défécographie	Defekografija
Défibrillateur	Defibrilator
Défibrillateur manuel	Ručni defibrilator
Défibrillation	Defibrilacija
Déficit en facteur de la coagulation	Manjak faktora koagulacije
Déglutition douloureuse (odynophagie)	Bolno gutanje (odinofagija)
Dehors	Vani
Déjeuner	Ručak
Delirium	Delirij
Demain	Sutra
Démarche traînante	Teturav nesiguran hod
Deménce	Demencija
Déminéralisation	Demineralizacija
Dendrite	Dendrit
Dent	Zub
Dent pourri	Pokvareni zub
Dent temporaire	Mliječni zub
Dentifrice	Pasta za zube
Dentine (ivoire)	Zubni dentin
Dentiste	Stomatolog (zubar)
Déodorant	Antiperspirant
Dépendance (addiction)	Ovisnost
Dépression	Depresija
Dépression post-natale (dépression post-partum)	Postporođajna depresija
Dermatoscopie (dermoscopie)	Dermatoskopija (dermoskopija)
Dermite séborrhéique infantile	Tjemenica (dojenačka seboreja)
Dernièr période menstruelle	Zadnja menstruacija
Derrière	Iza
Déshydratation	Dehidracija
Désorientation	Dezorijentiranost
Desquamation	Ljuštenje kože (deskvamacija)
Détermination de l'heure de la mort	Proglašenje vremena smrti
Deux	Dva
Deux cents	Dvjesto
Deux mille	Dvije tisuće
Deuxèmetrimestre	Drugi trimestar
Deuxième	Drugi
Deuxième mois	Drugi mjesec
Deuxième semaine	Drugi tjedan
Devant	Ispred
Développement foetal	Razvoj fetusa
Développement sexuel prématuré du même sexe	Prerano splono fizičko sazrijevanje istog spola
Développement sexuel prématuré du sexe opposé	Prerano spolno fizičko sazrijevanje suprotnog spola
Diabète	Dijabetes
Diabète gestationnel	Gestacijski dijabetes
Diagnostic	Dijagnoza
Diagnostic différentiel	Diferencijalna dijagnoza
Diagnostic différentiel pour bilirubine sérique	Bilirubin u serumu
Diagnostic prénatal	Prenatalna dijagnostika
Dialyse	Dijaliza
Dialyse hépatique	Dijaliza jetre
Dialyse rénale	Dijaliza bubrega
Diaphragme	Ošit (dijafragma)
Diaphragme	Dijafragma
Diarrhée	Proljev (dijarea)
Diencéphale	Međumozak
Différence de taille entres les pupilles (anisocorie)	Nejednaka veličina zjenica (anizokorija)
Difficulté à déféquer (ténesme)	Otežano pražnjenje crijeva (otežana defekacija)
Difficulté à uriner (dysurie)	Otežano usporeno mokrenje (dizurija)
Difficulté de deglutition (dysphagie)	Otežano gutanje (disfagija)
Difficulté de respiration	Otežano disanje
Difficulté respiratoire (dyspnée)	Zaduha (nedostatak daha, dispneja)
Difformité du pied	Deformacija stopala

Difformité spinale	Deformacija kralježnice
Digestion	Probava
Dilatation aiguë de l'estomac	Akutna dilatacija želuca
Dilatation cervicale	Otvaranje ušća maternice
Dilatation des pupilles provoquée par les médicaments	Širenje zjenica potaknuto lijekovima
Dîner (souper)	Večera
Disque intervertébral	Međukralježnični disk
Distorsion de la cheville	Uganuće skočnog zgloba
Diurétique	Diuretik
Diverticule du côlon	Divertikul na debelom crijevu
Dix	Deset
Dix-huit	Osamnaest
Dix-huitième	Osamnaesti
Dix-huitième semaine	Osamnaesti tjedan
Dix-neuf	Devetnaest
Dix-neuvième	Devetnaesti
Dix-neuvième semaine	Devetnaesti tjedan
Dix-sept	Sedamnaest
Dix-septième	Sedamnaesti
Dix-septième semaine	Sedamnaesti tjedan
Dixième	Deseti
Dixième semaine	Deseti tjedan
Doigt	Ručni prst
Don de sang	Darovanje krvi (donacija krvi)
Donneur	Davalac (donator)
Donneuse d'ovule	Donacija jajašca
Dos	Leđa
Dose	Doza
Douleur	Bol
Douleur abdominale	Bol u trbuhu
Douleur aiguë	Akutna bol
Douleur au sein (mastodynie)	Bol u dojci (mastalgija)
Douleur chronique	Kronična bol
Douleur des sinus (sinusite)	Sinusna glavobolja
Douleur épigastrique	Bol u epigastriju
Douleur lors du rapport sexuel (dyspareunie)	Bol pri snošaju

Douleur pulsatile	Pulsirajuća bol
Douleur sourde	Tupa bol
Douleur thoracique	Bol u prsištu
Douleur tranchante	Oštra bol
Douleurs ovulatoires (mittelschmerz)	Bolna ovulacija (mittelschmerz)
Douze	Dvanaest
Douzième	Dvanaesti
Douzième semaine	Dvanaesti tjedan
Drain	Dren
Drainage	Drenaža
Drainage postural	Drenažni položaj
Drap	Plahta
Drépanocytose (anémie à cellules falciformes)	Anemija srpastih stanica
Droite	Desno
Duodénum	Dvanaesnik (duodenum)
Dure-mère	Tvrda moždana ovojnica
Durée de la contraction utérine	Trajanje truda
Durée de la grossesse	Trajanje trudnoće
Dynamomètre	Dinamometar
Dysgénésie testiculaire	Testikularna disgeneza
Dyslexie	Disleksija
Dyspepsie	Dispepsija (nervozni želudac)
Dysplasie du col de l'utérus	Cervikalna displazija
Dystonie	Distonija
Eau	Voda
Eau dentifrice	Tekućina za ispiranje usne šupljine
Ecchymose	Modrica (ekhimoza)
Échelle de Glasgow	Glasgowska skala kome
Échocardiographie	Ultrazvuk srca (ehokardiografija)
Échocardiographie-doppler	Ultrazvuk srca s dopplerom
Échoencéphalographie	Ehoencefalografija
Échographie	Ultrazvuk
Échographie abdominale	Ultrazvuk abdomena
Échographie du foie (échographie hépatique)	Ultrazvuk jetre
Échographie du pancréas	Ultrazvuk gušterače

Échographie la vésicule biliaire et les voies biliaires	Ultrazvuk žuči i žučnih vodova
Échographie mammaire	Ultrazvuk dojke
Échographie rénale	Ultrazvuk bubrega
Échographie thyroïdienne	Ultrazvuk štitnjače
Éclampsie	Eklampsija
Écorchure	Ojedina (abrazija)
Écoulement par le nez (rhinorhée)	Curenje iz nosa (rinoreja)
Eczéma	Ekcem
Édulcorant	Umjetno sladilo
Effets indésirables d'un médicament	Nuspojave lijeka
Égratignure	Ogrebotina
Éjaculation	Ejakulat
Éjaculation précoce	Prijevremena ejakulacija
Élancement	Probadajuća bol
Élargissement de la distance des organes (hypertélorisme)	Povećan razmak izmedu dva organa ili dijela tijela (hipertelorizam)
Élastine	Elastin
Électrisation (électrocution)	Strujni udar
Électro-encéphalographie (EEG)	Elektroencefalografija (EEG)
Électrocardiographie (ECG)	Elektrokardiografija (EKG)
Électrochirurgie	Elektrokirurgija
Électrode	Elektroda
Électrolyte	Elektrolit
Électromyographie	Elektromiografija (EMG)
Électroneurographie	Elektroneurografija
Électrophorèse des protéines	Elektroforeza proteina u serumu
Électrorétinographie	Elektroretinografija
Électrothérapie	Elektroterapija
Éléphantiasis (filariose lymphatique)	Elefantijaza (limfedem)
Élévation de la température du corps	Povišena tjelesna temperatura
Émail dentaire	Zubna caklina
Embolie	Embolija
Embolie artérielle	Arterijska embolija
Embolie de cholestérol	Masna embolija
Embolie gazeuse	Zračna embolija
Embolie pulmonaire	Plućna embolija
Embryon	Embrij (zametak)
Empoisonnement (toxicité)	Trovanje
Empoisonnement alimentaires	Trovanje hranom
Empoisonnement par l'alcool	Trovanje alkoholom
Émulsion	Emulzija
En bas (au-dessous)	Dolje (ispod)
En haut (au-dessus)	Gore (iznad)
Encéphalocèle	Encefalokela
Encéphalographie gazeuse	Pneumoencefalografija
Encéphalopathie	Encefalopatija
Enclume	Nakovanj
Endométriose	Endometrioza
Endoscopie	Endoskopija
Endoscopie oeso-gastro-duodénale	Ezofagogastroduodenosk-pija
Engelure	Smrzotina
Engourdissements dans les membres (paresthésie)	Utrnulost udova
Enlèvement chirurgical de l'uterus (hystérectomie)	Kirurško odstranjenje maternice (histerektomija)
Enlèvement chirurgical de la vésicule biliaire (cholécystectomie)	Kirurško odstranjenje žučnog mjehura (kolecistektomija)
Enrouement	Promuklost
Entéroscopie	Enteroskopija
Entraînement de l'equilibre	Trening ravnoteže
Envie de l'ongle	Zanoktica
Envie de vomir	Podražaj na povraćanje
Éosinophile	Eozinofil
Épaule	Rame
Épidémie	Epidemija
Épididyme	Pasjemenik
Épilepsie	Epilepsija
Épisiotomie	Kirurško proširenje porođajnog kanala (epiziotomija)
Éponge	Spužva
Éponge contraceptive	Kontracepcijska spužva

Épruve à la phéno-sulfonphtaléine	Fenolsulfoftaleinski test (PSP-test)
Épruve d'élimination de l'urée sanguine	Urea klirens
Érection persistente douloureuse (priapisme)	Dugotrajna bolna erekcija (prijapizam)
Ergométrie	Test opterećenja (ergometrija)
Ergothérapeute	Radni terapeut
Érosion du col de l'utérus	Cervikalna erozija
Érythème (rougeur de la peau)	Crvenilo kože (eritem)
Érythème infectieux (cinquième maladie)	Infektivni eritem (peta bolest)
Érythrocyte (hématie, globule rouge)	Eritrocit (crveno krvno tjelešce)
Érythromycine	Eritromicin
Escarre (plaie de lit, ulcère de décubitus)	Dekubitus
Estomac	Želudac
Estradiol	Folikulin (estradiol)
Estrogène	Estrogen
Éternuement	Kihanje
Étrier	Stremen
Examen du sein	Pregled dojke
Examen gynécologique	Ginekološki pregled
Examen médical	Medicinska pretraga
Exanthème	Egzantem
Exaspération (irritation)	Razdražljivost
Excrétion urinaire à prédominance nocturne (nycturie)	Noćno mokrenje (nokturija)
Exercice	Vježbanje
Exercice de Kegel	Kegelove vježbe
Exercice de respiration	Vježbe disanja
Exophtalmie (proptose)	Izbuljene oči (egzoftalmus)
Expectorant	Sredstvo za iskašljavanje
Explorations fonctionnelles hépatiques	Funkcionalne pretrage jetre
Expulsion du bébé	Istiskivanje ploda
Expulsion du placenta	Istiskivanje posteljice i ovoja
Extraction chirurgicale des pierres de la vessie (lithotomie)	Kirurško odstranjenje kamenca (litotomija)
Extraction dentaire	Vađenje zuba
Face de la cavité abdominale	Trbušna stijenka
Facteurs de risque de la grossesse	Teratogeni faktori rizika
Faiblesse	Slabost
Faim	Glad
Faim excessive (polyphagie)	Neumjerena glad
Faisceau de His	Hisov snopić
Famine	Izgladnjelost
Fascia musculaire (périmysium)	Mišićna fascija
Fasciculation musculaire	Trzanje mišića
Fatigue (affaiblissement)	Iscrpljenost (umor, fatigo)
Fausse contraction (contraction de Braxton Hicks)	Lažni trudovi
Fausse couche	Spontani pobačaj
Fauteuil roulant (charriot, charrette)	Invalidska kolica
Fèces	Stolica (feces, izmet)
Fécondation in vitro	Oplodnja in vitro
Fenêtre	Prozor
Fentanyl	Fentanil
Fente labiale et fente palatine	Rascjep usne i nepca
Fer	Željezo
Fermer	Zatvoriti
Fibrillation auriculaire	Atrijska fibrilacija
Fibrillation ventriculaire	Ventrikularna fibrilacija
Fibrine	Fibrin
Fibrinogène	Fibrinogen
Fibroblaste	Fibroblast
Fièvre	Groznica (vrućica)
Fièvre puerpérale	Puerperalna groznica (babinja groznica)
Fièvre récurrente	Povratna groznica
Fièvre Zika	Zika groznica
Fil dentaite	Zubni konac
Fiole	Bočica
Fissure anale	Analna fisura
Fistule anale	Analna fistula
Fixation thyroïdienne de l'iode 131	Test štitnjače na provodljivost radioaktivnog joda 131

Flexibilité anormale	Abnormalna gibljivost
Fluide corporel	Tjelesna tekućina
Fluoroscopie	Fluoroskopija
Foetoscopie	Fetoskopija
Foetus	Fetus
Foie	Jetra
Follicule de Graaf	Graafov folikul
Folliculite	Folikulitis
Fond d'oeil	Pregled očnog fundusa
Forage-biopsie	Punkcijsko-aspiracijska biopsija
Forceps	Forceps (kliješta)
Fourmillement	Trnjenje
Fracture à déplacement	Prijelom kosti s pomakom
Fracture comminutive	Kominutivni prijelom kosti
Fracture des os	Prijelom kosti (fraktura kosti)
Fracture ouverte	Otvoreni prijelom kosti
Fragments deboîtées	Dislokacija ulomaka
Fréquence des contractions utérines	Frekvencija trudova
Fréquence du pouls accélérée	Ubrzani puls
Frigidité	Frigidnost
Frissonnement	Zimica (tresavica)
Front	Čelo
Furoncle	Furunkul (čir na koži)
Galactorrhée	Galaktoreja
Gale (mal de Sainte-Marie)	Svrab (skabijes)
Ganglion lymphatique (noeud lymphatique)	Limfna žlijezda
Gangrène	Gangrena
Gangrène humide	Vlažna gangrena
Gants à usage unique	Zaštitne rukavice
Gargouillements (borborygme)	Kruljenje u želucu
Gastroentérite	Gastroenteritis
Gastroscopie	Gastroskopija
Gauche	Lijevo
Gaz	Plin
Gaze	Gaza
Gel	Gel
Gel électroconductif	Kontaktni gel za elektrode

Gélule	Kapsula
Gelure	Ozeblina
Gencive	Desni
Géniteur	Roditelj
Genou	Koljeno
Gentamicine	Gentamicin
Germes	Klice
Gigantisme	Divovski stas
Glace	Led
Gland	Glavić
Glande	Žlijezda
Glande de Bartholin	Bartolinova žlijezda
Glande de Cowper (glande bulbo-uretrale)	Bulbouretralna žlijezda (Cowperova žlijezda)
Glande lacrymale	Suzna žlijezda
Glande pinéale (épiphyse)	Pinealna žlijezda (epifiza)
Glande salivaire	Žlijezda slinovnica
Glande sébacée	Žlijezda lojnica
Glande sudoripare (sudorale)	Žlijezda znojnica
Glande surrénale	Nadbubrežna žlijezda
Globe oculaire	Očna jabučica
Globuline	Globulin
Glomérule	Glomerul
Glucagon	Glukagon
Glucocorticoïde	Glukokortikoid
Glucose	Glukoza
Glycogène	Glikogen
Goitre	Guša (struma)
Goitre multinodulaire	Čvorasta guša (nodularna struma)
Gomme à la nicotine	Nikotinska guma za žvakanje
Gonade	Spolna žlijezda
Gonadotrophine	Gonadotropin
Gonadotrophine chorionique	Korion-gonadotropin
Gonflement (enflure)	Oteklina
Goniomètre	Goniometar
Gonioscopie	Gonioskopija
Gonorrhée (blennorragie, chaude-pisse)	Gonoreja (kapavac, triper)
Gorge	Grlo
Gouttes	Kapi (kapljice)
Gouttes auriculaires	Kapi za uši
Gouttes nasales	Kapi za nos
Grain de beauté (naevus)	Madež (nevus)
Gramme	Gram

French	Croatian
Granulocyte (polynucléaire)	Granulocit
Granulocyte basophile	Bazofilni granulocit
Greffe (transplantation)	Presađivanje (transplantacija)
Grippe (influenza)	Gripa (influenca)
Gros intestin (côlon)	Debelo crijevo
Grossesse	Trudnoća
Grossesse extra-utérine	Izvanmaternična trudnoća (ektopična trudnoća)
Grossesse môlaire	Hidatiformna mola
Grossesse multiple	Blizanačka trudnoća
Grossissement	Debljanje
Groupe sanguin	Krvna grupa
Groupe sanguin 0	Krvna grupa 0
Groupe sanguin A	Krvna grupa A
Groupe sanguin AB	Krvna grupa AB
Groupe sanguin B	Krvna grupa B
Guérison	Oporavak
Gynécologie	Ginekologija
Hallucination	Halucinacija
Hanche	Kuk (zglob kuka)
Hélicoptère	Helikopter
Hémangiome capillaire	Kapilarni hemangiom
Hématocrite	Hematokrit
Hématome	Hematom
Hématome épidural	Epiduralni hematom
Héméralopie	Kokošje sljepilo (hemeralopija)
Hémivertèbre	Hemivertebra
Hémoculture	Mikrobiološki pregled krvi (hemokultura)
Hémoglobine	Hemoglobin
Hémoglobine dans l'urine (hémoglobinurie)	Hemoglobin u urinu (hemoglobinurija)
Hémogramme (numération formule sanguine)	Kompletna krvna slika
Hémophilie	Hemofilija
Hémorragie artérielle	Arterijsko krvarenje
Hémorragie épidurale	Epiduralno krvarenje
Hémorroïdes	Hemoroidi
Hémostatique	Hemostatik
Héparine	Heparin
Hermaphrodisme	Dvospolnost
Hernie	Kila (bruh, hernija)
Hernie discale	Hernija intervertrebralnog diska
Hernie ombilicale	Pupčana kila (umbilikalna hernija)
Herpangine	Herpangina
Herpès (infection herpétique)	Herpes simpleks
Herpès génital	Genitalni herpes
Heure	Sat
Hidrate de carbone (glucide)	Ugljikohidrat
Hier	Jučer
Hippocratisme digital (doigts en baguettes de tambour)	Batićasti prsti
Hirsutisme	Hirzutizam
Hôpital	Bolnica
Hoquet	Štucavica
Hormne lutéinisante	Luteinizirajući hormon
Hormone	Hormon
Hormone antidiurétique (vasopressine)	Antidiuretski hormon (vazopresin)
Hormone corticotrope (adrenocorticotropic hormone, ACTH)	Kortikotropin
Hormone de croissance (somatotropine)	Hormon rasta (somatotropin)
Hormone mélanotrope (mélanocortine, mélanotropine)	Melanotropin
Hormonothérapie de substitution	Hormonalna nadomjesna terapija
Huile d'amande	Bademovo ulje
Huile de jojoba	Jojobino ulje
Huile de ricin	Ricinusovo ulje
Huile essentielle	Eterično ulje
Huile minérale	Mineralno ulje
Huit	Osam
Huit cents	Osamsto
Huitième	Osmi
Huitième mois	Osmi mjesec
Huitième semaine	Osmi tjedan
Hydrocèle	Hidrokela
Hydrocéphalie	Hidrocefalus
Hydrothérapie	Hidroterapija
Hymen	Djevičnjak (himen)
Hyperactivité	Hiperaktivnost

Hyperaldostéronisme	Aldosteronizam
Hypercalcémie	Hiperkalcijemija
Hyperemesis gravidarum	Trudnička hiperemeza
Hyperhémie ovarienne	Hiperemija jajnika
Hyperinsulinisme	Povišen inzulin u krvi (hiperinzulinizam)
Hyperkaliémie	Hiperkalijemija
Hypermétropie	Dalekovidnost
Hyperparathyroïdie	Hiperparatireoidizam
Hyperpituitarisme	Hiperpituitarizam
Hyperplasie endométriale	Hiperplazija endometrija
Hyperplasie pseudo-épithéliomateuse	Pseudoepiteliematozna hiperplazija
Hypersensibilité aux stimuli extérieurs (hyperesthésie)	Preosjetljivost na podražaj (hiperestezija)
Hypersialorrhée (ptyalisme)	Slinjenje
Hypertension artérielle essentielle	Esencijalna hipertenzija
Hypertension artérielle pulmonaire	Plućna hipertenzija
Hypertension secondaire	Sekundarna hipertenzija
Hyperthermie	Hipertermija
Hyperthyroïdie	Hipertireoza
Hypertrophie	Hipertrofija
Hypertrophie de l'utérus	Hipertrofija maternice
Hypertrophie ventriculaire	Ventrikularna hipertrofija
Hyperuricémie	Hiperurikemija
Hyperventilation	Hiperventilacija
Hypervitaminose	Hipervitaminoza
Hypervolémie (augmentation du volume de sang dans les vaisseaux)	Hipervolemija (porast volumena krvi u optoku)
Hypnotique (somnifère)	Hipnotik
Hypoalbuminémie	Hipoalbuminemija
Hypocalcémie	Hipokalcijemija
Hypocondrie	Hipohondrija
Hypoglycémie	Hipoglikemija
Hypoinsulinisme	Hipoinzulinizam
Hypokaliémie	Hipokalijemija
Hypoparathyroïdie	Hipoparatireodizam

Hypophyse (glande pituitaire)	Hipofiza
Hypopituitarisme	Hipopituitarizam
Hypotension et syncope	Hipotenzija i sinkope
Hypothalamus	Hipotalamus
Hypothermie	Pothlađenost (hipotermija)
Hypothyroïdie	Hipotireoza
Hypotonie	Hipotonija
Hypotonie musculaire	Mišićna hipotonija
Hypotrophie foetale	Fetalna hipotrofija
Hypoxie	Hipoksija
Hystérie	Histerija
Hystérosalpingographie	Rendgensko snimanje maternice i jajovoda
Hystéroscopie	Histeroskopija
Ictère (jaunisse)	Žutica (ikterus)
Ictère néonatal	Novorođenačka žutica
Iléon (ileum)	Ileum
Iléus méconial	Mekonijalni ileus
Ilion (ilium)	Crijevna kost
Imagerie par résonance magnétique (IRM)	Magnetska rezonancija (MR)
Imagerie par résonance magnétique fonctionnelle (IRMf)	Funkcionalna magnetska rezonancija (FMR)
Imbécillité	Slaboumnost
Immobiliseur de tête	Imobilizator glave
Immunodéficience	Sniženi imunitet
Immunoglobuline	Imunoglobulin
Immunosuppresseur	Imunosupresiv
Impétigo	Impetigo
Implant mammaire	Umetak za dojku
Implantation	Implantacija (usađivanje)
Impotence	Impotencija
Incapacité d'uriner	Nemogućnost mokrenja
Incapacité de se mouvoir	Nemogućnost kretanja
Incendie	Požar
Incisive	Sjekutić (inciziv)
Incompétence cervicale	Cervikalna inkompetencija
Incontinence	Inkontinencija

Incontinence urinarie d'effort Stres-inkontinencija urina
Incontinence urinaire Urinarna inkotinencija
Index Kažiprst
Indigestion Probavne smetnje
Infarctus Infarkt
Infarctus du myocarde Infarkt miokarda
Infection Infekcija
Infection à Chlamydia Klamidijska infekcija
Infection bactérienne Bakterijska infekcija
Infection fongique Gljivična infekcija
Infection par le virus du papillome humain (VPH) Infekcija humanim papiloma virusom (HPV)
Infection virale Virusna infekcija
Infections TORCH TORCH infekcije
Infertilité (stérilité) Neplodnost (sterilitet)
Infestation par des poux (pédiculose) Infestacija ušima (ušljivost, pedikuloza)
Infestation par des poux du pubic (phtiriase) Infestacija stidnim ušima (iftirijaza)
Infestation par des vers parasites intestinaux (helminthiase) Infestacija crijevnim parazitima (helmintijaza)
Infirmerie Ambulanta
Infirmier Medicinska sestra
Infirmité motorice cérébrale Cerebralna paraliza
Inflammation Upala
Inflammation de l'appendice iléo-caecal (appendicite) Upala slijepog crijeva (apendicitis)
Inflammation de l'endomètre (endométrite) Upala endometrija maternice (endometritis)
Inflammation de l'épididyme (épididymite) Upala pasjemenika (epididimitis)
Inflammation de la mamelle (mastite) Upala dojke (mastitis)
Inflammation de la prostate (prostatite) Upala prostate (prostatitis)
Inflammation de la vessie (cystite) Upala mokraćnog mjehura (cistitis)
Inflammation de la vulve (vulvite) Upala stidnice (vulvitis)
Inflammation des testicules (orchite) Upala testisa (orhitis)
Inflammation des veines (phlébite) Upala vena (flebitis)
Inflammation du péritoine (péritonite) Upala potrbušnice (peritonitis)
Inflammation du vagin (vaginite) Upala rodnice (vaginitis)
Inhalation Inhalacija
Injection Injekcija
Injection intracytoplasmique de spermatozoïdes Intracitoplazmatska spermalna injekcija
Inondation Poplava
Insémination artificielle Umjetna oplodnja
Insomnie Nesanica
Insuffisance rénale aiguë Akutno zatajenje bubrega
Insuffisance rénale chronique Kronično zatajenje bubrega
Insuline Inzulin
Intensité des contractions utérines Snaga trudova
Interféron Interferon
Intestin Crijevo
Intestin grêle Tanko crijevo
Intolérance au gluten Nepodnošenje glutena
Intolérance au lactose Nepodnošenje laktoze (netolerancija laktoze)
Intubation Intubacija
Iode Jod
Iris Šarenica
Irradiation ionisante Ionizirajuća ozračenost
Ischémie Ishemija
Ischium Sjedna kost
Jambe Potkoljenica
Jéjunum Jejunum
Joue Obraz
Jour Dan
Jumeaux Blizanci
Jumeaux dizygotes Dvojajčani blizanci
Jumeaux monozygotes Jednojajčani blizanci
Kératine Keratin
Kératose (kératodermie) Keratoza
Kernictère Žutica moždanih jezgri

Kyste	Cista
Kyste ovarien	Cista na jajniku
Laboratoire	Laboratorij
Lacération	Razderotina
Lactation	Dojenje (laktacija)
Langue	Jezik
Laparoscopie	Laparoskopija
Laparoscopie (coelioscopie)	Laparoskopska operacija
Larme	Suza
Laryngoscope	Laringoskop
Laryngoscopie	Laringoskopija
Laryngospasme	Laringospazam
Larynx	Grkljan
Lavage gastrique	Ispiranje želuca
Lavement baryté	Rendgensko snimanje debelog crijeva i rektuma s kontrastom barija
Laver	Kupati
Laxatif	Laksativ
Le matin	U jutro
Le soir	Na večer
Lentilles de contact	Kontaktne leće
Lésion du nerf	Oštećenje živca (lezija živca)
Lésion du nerf périphérique	Oštećenje perifernog živca
Lésions mécaniques	Mehaničke ozljede
Lésions thermiques	Termičke ozljede
Leucocyte	Leukocit
Leucorrhée	Bijelo pranje
Lèvre	Usna
Ligament	Ligament
Ligature des canaux déférents des testicules (vasectomie)	Kirurška sterilizacija muškarca (vazektomija)
Liquide amniotique	Plodna voda (amnijska tekućina)
Liquide cérébro-spinal	Moždana tekućina (likvor)
Liquide interstitiel	Međustanična tekućina
Liquide synovial	Zglobna tekućina (sinovijalna tekućina)
Lit	Krevet
Lithopédion (enfant pétrifié)	Litopedion (okamenjeno dijete)
Litre	Litra
Lochies	Lohija (iscjedak u babinjama)
Lombalgie	Križobolja (lumbosakralni sindrom)
Lombalgie posturale	Posturalna križobolja
Lombes	Križa
Lordose	Lordoza
Lotion	Losion
Lubrifiant	Lubrikant
Lumière	Svjetlo
Lunettes de vue	Naočale
Luxation congénitale de la hanche	Urođeno iščašenje kuka (kongenitalna displazija kuka)
Luxation incomplète (subluxation)	Djelomična dislokacija (subluksacija)
Lymphe	Limfa
Lymphocyte	Limfocit
Lymphoedème	Limfedem (zastoj limfe)
Lymphographie	Limfografija
Mâchoire	Čeljust
Macrosomie foetale	Fetalna hipertrofija
Magnésium	Magnezij
Magnétoencéphalographie	Magnetoencefalografija (MEG)
Main	Šaka
Majeur	Srednji prst
Mal à la gorge (inflammattion du pharinx, pharingite)	Upala grla (grlobolja, faringitis)
Mal aigu des montagnes	Visinska bolest
Mal de dents	Zubobolja
Mal de dos (dorsalgie)	Bol u leđima (dorzopatija)
Mal de mer	Morska bolest
Mal de tête (céphalée)	Glavobolja
Malabsorption	Malapsorpcija
Maladie auto-immune	Autoimunološka bolest
Maladie cardiaque (cardiopathie)	Srčana bolest (kardiopatija)
Maladie coeliaque	Celijakija
Maladie coronarienne	Koronarna bolest (koronaropatija)
Maladie de décompression (maladie des plongeurs, maladie des caissons)	Dekompresijska bolest (kesonska bolest)

Maladie de Hirschsprung (mégacolôn)	Hirschsprungova bolest (kongenitalni aganglionarni megakolon)	**Manométrie oesophagienne**	Manometrija jednjaka
Maladie de Morquio (muco-polysaccharidose type IV)	Sindrom Morquio (mukopolisaharidoza tip IV)	**Marqueur tumoral**	Tumorski marker
Maladie des membranes hyalines (détresse respiratoire néonatale)	Bolest hijaline membrane (respiratorni sindrom novorođenćeta)	**Marteau (malléus)**	Čekić (malleus)
Maladie du cri du chat (syndrome de Lejeune)	Sindrom mačjeg krika	**Masque à oxygène**	Maska za kisik
Maladie du matin (nausées et vomissements de la grssesse)	Jutarnje mučnine	**Masque de protection**	Zaštitna maska za lice
Maladie hémolytique du nouveau-né	Hemolitička bolest novorođenčeta	**Masque de réanimation**	Maska za oživljavanje
Maladie hémolytique du nouveau-né	Rh-inkompatibilnost (hemolitička bolest novorođenćeta)	**Masque laryngé**	Laringealna maska
Maladie parasitique (parasitose)	Parazitarna bolest (parazitoza)	**Mastopathie**	Mastopatija
Maladie pelvienne inflammatoire	Upalna bolest zdjelice	**Mastopathie fibrocystique**	Fibrocistična bolest dojke
Maladie professionnelle	Profesionalno oboljenje	**Matelas**	Madrac
Maladie vénérienne	Spolno prenosiva bolest	**Matelas immobilisateur à dépression**	Vakumirani madrac
Maladies des vaisseaux sanguins	Bolesti krvnih žila	**Maternité**	Rodilište
Maladies des valves cardiaques	Bolesti srčanih zalistaka	**Matière grasse**	Mast
Maladies infectieuses des enfants	Dječje zarazne bolesti	**Matin**	Jutro (prijepodne)
Malformation congénitale du coeur	Urođena srčana greška	**Mauvaise heleine (halitose)**	Zadah iz usta (halitoza)
Malformations utérines	Anomalije maternice	**Méconium**	Mekonij
Malnutrition	Neuhranjenost	**Médecin**	Liječnik
Mamelon (papille)	Bradavica	**Médecin généraliste (médecin omnipraticien)**	Liječnik opće prakse
Mammite puerpérale	Puerperalni mastitis	**Médiastinoscopie**	Medijastinoskopija
Mammographie	Mamografija	**Médicament**	Lijek
Mandibule	Donja čeljust (mandibula)	**Médicament anti-obésité**	Dijetetsko sredstvo
Manganèse	Mangan	**Médicament antianémique**	Antianemik
Manie	Manija	**Médicament antidiabétique**	Antidiabetik
		Médicament antidiarrhéique	Antidiaroik
		Médicament antiprotozoal	Antiprotozoik
		Médicament antirhumatismal	Antireumatik
		Médicament antiviral	Antivirusni lijek
		Médicament cardiotonique	Kardiotonik
		Médicament contre la dépendance à l'alcool	Antialkoholik
		Médicament digestif	Digestiv
		Médicament pour interrompre le déclenchement du travail (tocolytique)	Lijek za sprečavanje trudova (tokolitik)
		Médicaments abortifs	Abortivni lijekovi

Médicine nucléaire	Radioizotopna dijagnostika
Mégacolôn	Megakolon
Mélanine	Melanin
Mélatonine (hormone du sommeil)	Melatonin
Membrane synoviale	Sinovijalna opna
Membre inférieur	Noga
Membres sourds	Tupost u udovima
Méninge	Moždana ovojnica
Méningocèle	Meningokela
Méningoencphalo-cèle	Meningoencefaloke-la
Ménisque	Zglobni menisk
Ménopause	Menopauza (klimakterij)
Menton	Brada
Mère	Majka
Mère porteuse	Surogat majka (zamjenska majka)
Métabolisme basal diminué	Usporen bazalni metabolizam
Metabolisme de base accéléré	Ubrzan bazalni metabolizam
Métacarpe	Pest (metakarpus)
Métatarse	Donožje (metatarzus)
Météoropathie	Meteoropatija
Méthadone	Metadon
Méthode de Heimlich	Heimlichov zahvat
Microcéphalie	Mikrocefalija (sitnoglavost)
Microgramme	Mikrogram
Miction	Mokrenje (uriniranje)
Miction fréquente	Učestalo mokrenje
Mifépristone	Mifepriston
Migraine	Migrena
Milium (grutum, acné miliaire)	Milije (dječje akne)
Mille	Tisuća
Milliard	Milijarda
Milligramme	Miligram
Millilitre	Mililitar
Million	Milijun
Minéral	Mineral
Minéralcorticoïde	Mineralkortikoid (Na-hormon)
Minute	Minuta
Mobilité atriculaire limitée	Ograničena pokretljivost zgloba

Moelle allongée (medulla oblongata, bulbe rachidien, myélencéphale)	Produžena moždina
Moelle du cerveau	Moždana srž
Moelle épinière (moelle spinale)	Kralježnična moždina
Moelle osseuse	Koštana srž
Mois	Mjesec
Molaire	Kutnjak (molar)
Mollet	List
Molybdène	Molibden
Moniteur de signes vitaux	Monitor za praćenje vitalnih znakova
Monitoring de la pression artérielle	Mjerenje krvnog pritiska
Monocyte	Monocit
Morceau	Komad
Mordre	Zagristi
Morgue	Mrtvačnica
Morphine	Morfin
Morsure	Ugriz
Morsure d'un animal infecté par le virus de la rage	Ugriz bijesne životinje
Mort	Smrt
Mort naturelle	Prirodna smrt
Mort violente	Nasilna smrt
Mort-né	Mrtvorođenče
Morula	Morula
Mourir	Umrijeti
Mousse	Pjena
Mousse contraceptive	Kontracepcijska pjena
Mouvements actifs fœtaux	Aktivni fetalni pokreti
Mouvements involontaires anarchiques des globes oculaires (opsoclonus)	Nekontrolirani pokreti očiju (opsoklonus)
Mucocèle	Mukocela
Mucolytique	Mukolitik
Mucoviscidose (fibrose kystique)	Cistična fibroza
Mucus	Sluz
Mucus dans les selles	Sluzava stolica
Mucus nasal	Sekrecija iz nosa
Multipare	Višerotkinja
Muqueuse	Sluznica
Muqueuse gastrique	Želučana sluznica
Muqueuse utérine (endomètre)	Sluznica maternice (endometrij)
Muscle	Mišić

Muscle ciliaire	Cilijarni mišić
Muscle flasque (hypotonie musculaire)	Mlohavi mišić
Muscle glutéal	Sjedni mišić
Muscle lisse	Glatki mišić
Myélographie	Mijelografija
Myélographie lombaire	Lumbalna mijelografija
Myélographie sous-occipitale	Subokcipitalna mijelografija
Myéloméningocèle	Meningomijelokela
Myocarde	Srčani mišić (miokard)
Myome	Miom
Myopie	Kratkovidnost
Myorelaxant	Miorelaksator
Naissance après terme	Poslijeročni porod
Nanisme	Patuljasti rast (nanizam)
Narcolepsie (maladie de Gélineau)	Narkolepsija
Narine	Nosnica
Nausée	Mučnina
Nécrose	Nekroza
Néonatologie	Neonatologija
Néphropathie diabétique	Dijabetična nefropatija
Nerf	Živac
Nerf crânien	Moždani živac
Nerf optique	Vidni živac
Nerf spinal	Spinalni živac
Neuf	Devet
Neuf cents	Devetsto
Neurasthénie	Neurastenija
Neuropathie diabétique	Dijabetična neuropatija
Neuvième	Deveti
Neuvième mois	Deveti mjesec
Neuvième semaine	Deveti tjedan
Névralgie	Neuralgija
Névrose (neurose)	Neuroza
Nez	Nos
Nodule	Kvržica
Noeud atrio-ventriculaire	Atrioventrikularni čvor
Noradrénaline	Noradrenalin
Nouveau-né	Novorođenče
Nouveau-né prématuré	Nedonošće
Noyade	Utapanje
Nuit	Noć
Numéro	Broj

Nuque	Zatiljak
Nutriment (élément nutritif)	Nutritiv
Nystagmus	Nistagmus
Nystatine	Nistatin
Obésité	Debljina (gojaznost)
Obstétricien	Porodničar (opstetičar)
Obstétrique	Porodništvo
Ocytocine (oxytocine)	Oksitocin
Oedème	Edem
Oedème cérébral	Edem mozga
Oedème de Quincke (angio-oedème)	Angioedem (Quinckeov edem, angioneurotski edem)
Oedème généralisé (anasarque)	Generalizirani edem (anasarka)
Oedème postural	Posturalni edem (statički edem)
Oedème pulmonaire	Plućni edem
Oeil	Oko
Oeil sec (kérato-conjonctivite sèche)	Suhe oči (kseroftalmija)
Oesophage	Jednjak
Oestrogène placentaire	Estrogen placente
Ombilic (nombril)	Pupak
Ongle	Nokat
Ongle incarné (onychocryptose)	Urasli nokat (ungvis inkarnatus)
Onze	Jedanaest
Onzième	Jedanaesti
Onzième semaine	Jedanaesti tjedan
Opération chirurgicale	Operacija
Opération de chirurgie esthétique de la paroi abdominale (abdominoplastie)	Plastična operacija trbuha (abdominoplastika)
Opération de chirurgie esthétique des seins (mammoplastie)	Plastična operacija dojke (mastoplastika)
Ophtalmoscopie	Oftalmoskopija
Opioïde	Opijat (opioid)
Orbite de l'oeil	Očna šupljina
Ordonnance médicale	Recept
Oreille	Uho
Oreille moyenne	Srednje uho
Oreiller	Jastuk

Oreillette	Srčana pretklijetka (atrij)
Oreillons (parotidite virale)	Zaušnjaci (mumps, parotitis)
Organe	Organ
Orientation	Orijentacija
Orteil	Nožni prst
Orthopédie	Ortopedija
Os	Kost
Os coxal	Kost kuka
Os frontal	Čeona kost
Os maxillaire	Gornja čeljust (maksila)
Os nasal	Nosna kost
Os occipital	Zatiljna kost
Os pariétal	Tjemena kost
Os pubien	Stidna kost
Ostéo-arthropathie hypertrophiante de Pierre Marie (syndrome de Marie-Bamberger)	Osteoartropatija hipertrofika Pierre Marie
Ostéodensitométrie	Denzitometrija kostiju (apsorpciometrija kostiju)
Ostéoporose	Osteoporoza
Otoscopie	Otoskopija
Ouate (coton hydrophile)	Vata
Ouragan	Uragan
Ouverture chirurgicale dans la trachée (trachéotomie)	Kirurško otvaranje dišnog puta (traheotomija)
Ouvrir	Otvoriti
Ovaire	Jajnik
Ovogenèse	Ovogeneza (oogeneza)
Ovulation	Ovulacija
Ovule	Jajašce
Ovule (suppositoire vaginal)	Vaginaleta
Oxycodone	Oksikodon
Palais osseux	Tvrdo nepce
Palaise	Nepce
Pâleur	Bljedilo
Palpation	Pregled pipanjem (palpacija)
Palpitation	Lupanje srca (palpitacije)
Pancréas	Gušterača
Pancréas aberrant	Aberantni pankreas
Pandémie	Pandemija
Pansement	Previjanje
Pansement	Flaster
Papille gustative	Okusni pupoljak
Par voie orale	Na usta
Paracétamol	Paracetamol
Paraffine	Parafin
Paralysie	Paraliza (oduzetost, kljenut)
Paranoïa	Paranoja
Parathormone (hormone parathyroïdienne)	Paratireoidni hormon
Parathyroïde	Doštitnjača
Parent biologique	Biološki roditelj
Parésie	Pareza
Parité	Broj trudnoća
Parodontite	Parodontoza
Parti supérieur du dos	Gornji dio leđa
Partie supérieure du bras	Nadlaktica
Pastille	Tableta za sisanje (pastila)
Patch test	Kožni alergološki test flasterom
Pâte	Pasta
Pathologie	Patologija
Patient (malade)	Bolesnik
Paume	Dlan
Paumes des mains chaudes et humides	Topli i vlažni dlanovi
Paupière	Kapak
Pavillon auriculaire	Ušna školjka
Peau	Koža
Pectus carinatum	Kokošja prsa
Pédiatrie	Pedijatrija
Pellicule	Perut
Pelvigraphie	Rendgensko snimanje zdjelice i porođajnog kanala
Pelvimétrie	Pelvimetrija
Pénicilline	Penicilin
Pénis	Penis
Perceuse	Bušilica
Percussion	Pregled kucanjem (perkusija)
Père	Otac
Perfusion	Infuzija
Péricarde	Osrčje (perikard)
Périmétrie	Perimetrija
Périnée	Međica (perineum)
Péritoine	Potrbušnica (peritoneum)
Péritonite méconiale	Mekonijalni peritonitis

Persistance du canal artériel	Otvoreni ductus arteriosus (Ductus arteriosus persistens)
Personnalité borderline	Granični poremećaj osobnosti
Perte d'appétit	Gubitak apetita
Perte d'habileté d'expression du langage (mutisme, aphasie)	Gubitak sposobnosti govora (afazija)
Perte d'ouïe	Gubitak sluha
Perte de cheveux excessive	Pojačano opadanje kose
Perte de la sensibilité aux odeurs (anosmie)	Gubitak osjeta mirisa
Perte de la vue dans une moitié du champ visuel (hémianopsie)	Gubitak polovice vidnog polja (hemianopsija)
Perte de mémoire	Gubitak pamćenja
Perte du sens du goût (agueusie)	Gubitak osjeta okusa
Perte du sens du toucher	Gubitak osjeta dodoira
Pertes vaginales	Vaginalni iscjedak
Pet (flatulence, vesse)	Puštanje vjetra (flatulencija, plinovi)
Pétéchie	Petehije
Petit déjeuner	Doručak
pH-métrie foetale	Fetalna pH-metrija
Phalange	Kost prsta (falanga)
Pharmacie	Ljekarna
Pharmacien	Ljekarnik
Pharynx	Ždrijelo
Phase prodromique	Predsimptom bolesti prije nego se bolest razvije
Phénylcétonurie	Fenilketonurija
Phlébographie	Venografija (flebografija)
Phlébothrombose	Flebotromboza
Phlyctène (ampoule, cloque)	Plik
Phobie	Fobija
Phosphatase alcaline	Alkalna fosfataza
Phospholipide	Fosfolipid
Phosphore	Fosfor
Photophobie (crainte de la lumière)	Fotofobija (strah od svjetla)
Physiothérapeute	Fizioterapeut
Physiothérapie	Fizikalna terapija
Phytothérapie	Fitoterapija

Pie-mère	Meka moždana ovojnica
Pied	Stopalo
Pied à perfusion	Stalak za infuziju
Pied calcanéus	Petno stopalo
Pied creux	Izdubljeno stopalo (pes excavatus)
Pied plat (pes planus)	Spušteno stopalo (pes planus)
Pied valgus	Izvrnuto stopalo (pes valgus)
Pied-bot (pied-bot équin)	Čopavo stopalo (uvrnuto stopalo, pes equinovarus)
Pilosité excessive (hypertrichose)	Pojačana dlakavost
Pilule du lendemain (contraception postcoitale, contraception d'urgence)	Pilula za "dan poslije" (postkoitalna kontracepcija, hitna kontracepcija)
Pince de homard (aplasie digitale, ectrodactylie)	Lobster Claw stopalo
Piqûre de moustique infecté	Ugriz zaraženog komarca
Piqûre de tique infectée	Ugriz zaraženog krpelja
Placenta	Posteljica (placenta)
Placenta accreta	Prirasla posteljica (placenta acrreta)
Placenta praevia	Placenta previja
Plagiocéphalie	Plagiocefalija
Plaie	Rana
Plaie par objet tranchant	Rezna rana (posjekotina)
Plante	Taban
Plaque dentaire	Zubni kamenac
Plasma sanguin	Plazma
Plâtre pour immobilisation rigide	Gipsana udlaga
Pléthysmographie	Pletizmografija
Plèvre	Pleura
Plèvre pariétale	Porebrica (parijetalna pleura)
Plèvre viscérale	Poplućnica (visceralna pleura)
Pneumothorax	Pneumotoraks
Poids de naissance	Težina ploda (porođajna težina)
Poids spécifique de l'urine	Specifična težina urina
Poignet	Ručni zglob
Poil	Dlaka

Poison Otrov
Pollution chimique Kemijsko zagađenje
Polydactylie Polidaktilija
Polype Polip
Polype au col de l'utérus Polip na grliću maternice
Polype du côlon Polip na debelom crijevu
Polype utérin Polip maternice
Polysomnographie (polygraphie du sommeil) Polisomnografija (viseparametarski test u pracenju procesa sna)
Pommade Pomada (mast)
Pommade à l'oxyde de zinc Cinkova pasta
Ponction lombaire (rachicentèse) Lumbalna punkcija
Ponction sous-occipitale Subokcipitalna punkcija
Ponction transthoracique percutanée à l'aiguille fine Perkutana transtorakalna punkcija pluća
Pontage Premosnica
Pontage (shunt) Spoj (skretnica)
Pore Pora
Porphyrie Porfirija
Porte Vrata
Position de Trendelenburg Trendelenburgov položaj
Position transversale du foetus Kosi položaj ploda
Post-partum Babinje (puerperij)
Pot de chambre Noćna posuda
Potassium Kalij
Potion Ljekoviti napitak
Poubelle Kanta za smeće
Pouce Palac
Poudre Prašak (puder)
Poudre fluide Tekući puder
Poumon Plućno krilo
Poumons Pluća
Pour l'application externe Za vanjsku primjenu
Pousser Tiskati
Pré-éclampsie EPH-gestoze (preeklampsija)
Prélèvement des gaz du sang Analiza plinova u krvi
Prématurité Prijevremeni porod
Premier Prvi
Premier mois Prvi mjesec
Premier trimestre Prvi trimestar
Première période de menstruations (ménarche) Prva mjesečnica (menarha)
Première semaine Prvi tjedan
Premiers secours Prva pomoć
Prémolaire Pretkutnjak (premolar)
Prépuce Prepucij
Présence de pus dans l'urine (pyurie) Gnoj u urinu (piurija)
Présence de spermatozoïdes en quantité faible (oligospermie) Manjak sperme (oligospermija)
Présentation podalique (présentation du siège) Stav zatkom
Préservatif Prezervativ (kondom)
Pression artérielle effondrée Pad krvnog tlaka
Pression artérielle élevée (hypertension artérielle) Visoki krvni tlak (hipertenzija)
Pression veineuse centrale Centralni venozni pritisak (CVP)
Primigeste Prvorotkinja
Prise de pouls Mjerenje pulsa
Prise excessive d'aliments (hyperphagie) Prekomjerno jedenje (hiperfagija)
Procréation médicalement assistée Medicinski potpomognuta oplodnja
Produit de contraste Kontrast
Profil biophysique foetal Biofizikalni profil fetusa
Progestérone Progesteron
Progestérone placentaire Progesteron placente
Prolactine Prolaktin
Prolapsus de l'utérus Prolaps maternice (spuštena maternica)
Prolapsus du cordon ombilical Ispala pupkovina (prolaps pupkovine)
Prostate Prostata
Protège-matelas Gumirano platno
Protéine Bjelančevina (protein)
Protéines dans les urines Bjelančevine u urinu

Protéinurie (excès de protéines dans l'urine)	Bjelančevine u urinu (proteinurija)
Prurit	Svrbež
Psychiatrie	Psihijatrija
Psychologue	Psiholog
Psychonévrose	Psihoneuroza
Psychopathie	Psihopatija
Psychose	Psihoza
Psychose puerpérale	Puerperalna psihoza
Psychostimulant	Psihostimulans
Puberté précoce	Preuranjeni pubertet
Puberté tardive	Zakašnjeli pubertet
Pulpe dentaire	Središte zuba (pulpa)
Pupille	Zjenica
Pupilles dilatées	Proširene zjenice
Pupilles diminuées	Sužene zjenice
Purgatif	Purgativ
Purification	Pročišćavanje
Purpura	Purpura
Pus	Gnoj
Pustule	Gnojni mjehurić
Pyélonéphrite (infection bactérienne des voies urinaires hautes)	Pijelonefritis (infekcija bubrega)
Pyjama	Piđama
Quadruplés	Četvorci
Quarantaine	Karantena
Quarante	Četrdeset
Quarante-deuxième	Četrdeset drugi
Quarante-deuxième semaine	Četrdeset drugi tjedan
Quarante-et-unième	Četrdeset prvi
Quarante-et-unième semaine	Ćetrdeset prvi tjedan
Quarantième	Četrdeseti
Quarantième semaine	Četrdeseti tjedan
Quatorze	Četrnaest
Quatorzième	Četrnaesti
Quatorzième semaine	Četrnaesti tjedan
Quatre	Četiri
Quatre cents	Četristo
Quatre-vingt-dix	Devedeset
Quatre-vingts	Osamdeset
Quatrième	Četvrti
Quatrième mois	Četvrti mjesec
Quatrième semaine	Četvrti tjedan
Quinze	Petnaest
Quinzième	Petnaesti
Quinzième semaine	Petnaesti tjedan

Racine dentaire	Korijen zuba
Radiation	Zračenje
Radiographie	Radiologija
Radiographie	Rendgen
Radiographie de l'abdomen en bouillie de sulfate de baryum	Rendgensko snimanje želuca i dvanaesnika barijevom kašom
Radiographie de la colonne vertébrale	Rendgensko snimanje kralježnice
Radiographie de thorax	Rendgensko snimanje srca i pluća
Radiographie dentaire	Rendgensko snimanje zuba
Radiographie des os	Rendgensko snimanje kostiju
Radius	Palčana kost
Rage	Bjesnoća (rabies)
Raideur	Ukočenost
Raideur articulaire	Zakočenost zgloba
Raideur de nuque (raideur méningée)	Kočenje šije (ukočeni vrat)
Raréfaction du volume des urines (oligurie)	Smanjeno izlučivanje urina (oligurija)
Rash (eczéma)	Osip
Rate	Slezena
Réaction de Coombs indirecte	Indirektni Coombsov test
Réaction de Waaler Rose	Rose Waaler test
Réanimation	Oživljavanje (reanimacija)
Réception	Prijemni ured
Receveur de greffe	Primatelj organa
Rectal	Rektalno
Rectoscopie	Rektoskopija
Réflexe rotulien	Patelarni refleks
Réfractométrie	Ispitivanje refrakcije
Réfugié	Izbjeglica
Régime alimentaire	Dijeta
Règle (menstruation)	Menstruacija
Règle douloureuse (dysménorrhée)	Bolna menstruacija (dismenoreja)
Réhabilitation	Rehabilitacija
Rein	Bubreg
Rejet de sang issu des voies aériennes (hémoptysie)	Iskašljavanje krvi (hemoptiza, hemoptoja)
Rémission	Stadij mirovanja bolesti (remisija)
Renifler	Šmrcanje

Réponses psychophysiologiques lentes	Psihofizička usporenost	**Rupture d'anévrisme**	Prsnuće aneurizme
Repos au lit	Mirovanje u krevetu	**Rupture des membranes**	Prsnuće vodenjaka
Répulsif antimoustiques	Sredstvo protiv komaraca	**Rupture prématurée des membranes**	Prijevremeno prsnuće vodenjaka
Répulsif d'insectes	Sredstvo protiv insekata	**Rythme cardiaque bas (bradycardie)**	Usporen puls (bradikardija)
Résection chirurgicale d'une poche anévrismale (anevrismectomie)	Kirurško odstranjenje aneurizme (aneurizmektomija)	**Sac herniaire**	Kilna vreća
Résection transurétrale de la prostate	Transuretralna resekcija prostate	**Sage-femme**	Babica
Réservoir d'oxygène	Boca s kisikom	**Saignement (hémorragie)**	Krvarenje (hemoragija)
Respirateur manuel type Ambu	Ambu balon s maskom	**Saignement anal (rectorragie)**	Krvarenje iz analnog otvora
Respiration	Disanje	**Saignement de l'utérus (métrorragie)**	Krvarenje iz maternice (metroragija)
Respiration accélérée (tachypnée)	Ubrzano disanje (tahipnea)	**Saignement de nez (épistaxis)**	Krvarenje iz nosa (epistaksa)
Respiration Cheynes-Stokes	Periodično disanje (Cheyne-Stokesovo disanje)	**Saignement externe (hémorragie externe)**	Vanjsko krvarenje
Respiration ralentie (bradypnée)	Usporeno disanje (bradipneja)	**Saignement interne (hémorragie interne)**	Unutarnje krvarenje
Respiration superficielle	Površinsko plitko disanje	**Saignement veineux**	Vensko krvarenje
Retard mental (handicap mental)	Mentalna retardacija	**Salicylate**	Salicilat
Rétention d'urine	Zastoj urina (urinarna retencija)	**Salive**	Slina (pljuvačka)
Rétine	Mrežnica (retina)	**Salle**	Odjel
Rétinopathie diabétique	Dijabetična retinopatija	**Salle à manger**	Blagavaonica
Retour à la bouche du contenu de l'estomac (régurgitation)	Vraćanje hrane iz želuca u usta (regurgitacija)	**Salle d'accouchement**	Rađaona
Rhume	Prehlada (hunjavica)	**Salle d'attente**	Čekaonica
Ride	Bora	**Salle de bains**	Kupaonica
Rinçage	Ispiranje	**Salle maladies infectieuses**	Zarazni odjel
Rincer	Isprati	**Sang**	Krv
Roséole (exanthème subit, sixième maladie)	Rozeola infantum (egzantema subitum, šesta bolest)	**Sang dans l'expectoration (hémoptysie)**	Krvavi iskašljaj (hemoptiza)
Rot (renvoi, éructation)	Podrigivanje	**Sang dans le liquide cérébro-spinal**	Krv u likvoru
Rotule (patella)	Iver (patela)	**Sang dans les selles (hématochézie)**	Krv u stolici (hematohezija)
Rougeole (1re maladie)	Ospice (morbili)	**Sang dans les urines (hématurie)**	Krv u urinu (hematurija)
Rubéole	Rubeola (crljenac)	**SARM**	MRSA
Rupture	Prsnuće (puknuće, razdor, ruptura)	**Saute d'humeur**	Promjene raspoloženja
		Sauveur	Spasilac
		Savon	Sapun
		Scalpel	Skalpel
		Schizophrénie	Šizofrenija
		Sciatique	Išijas

Scintigraphie hépato-biliaire au Technétium 99m	Scintigrafija jetre i žučnih vodova radioaktivnim izotopima
Scintigraphie osseuse	Scintigrafija kostiju
Scintigraphie pulmonaire	Scintigrafija pluća
Scintigraphie rénale	Scintigrafija bubrega
Scintigraphie splénique au Technétium 99m	Scintigrafija slezene radioaktivnim izotopima
Scintigraphie thyroïdienne	Scintigrafija štitnjače
Sclère	Bjeloočnica
Scoliose	Skolioza
Scorbut	Skorbut
Se changer	Presvući se
Se remettre (se guérir)	Ozdraviti
Se ronger les ongles (onychophagie)	Griženje noktiju (onikofagija)
Sébum	Loj
Sècheresse de la bouche (xèrostomie)	Suha sluznica usta
Seconde	Sekunda
Sécrétion (suintement, écoulement)	Iscjedak
Sécrétion d'urine en quantité abondante (polyurie)	Učestalo mokrenje velikih količina mokraće (poliurija)
Sécrétion de la salive excessive	Pojačano lučenje sline (hipersalivacija)
Sédatif	Sedativ
Sein	Dojka
Seize	Šesnaest
Seizième	Šesnaesti
Seizième semaine	Šesnaesti tjedan
Selles aqueuses	Vodenasta stolica
Selles jaunes	Žuta stolica
Selles noir (melanea, méléna)	Crna stolica (melena)
Selles rouges	Crvena stolica
Selles vertes	Zelenkasta stolica
Semaine	Tjedan
Semi-coma	Semikoma
Sensation cuisante	Pećenje (žarenje)
Sensation de peur	Osjećaj straha
Sensibilité à la douleur (algésie)	Osjetljivost na bol (algezija)
Sensibilité éléctromagnétique	Elektromagnetska hipersenzibilnost
Sepsis	Sepsa
Sept	Sedam
Sept cents	Sedamsto
Septicémie	Septikemija
Septicémie puerpérale	Puerperalna sepsa
Septième	Sedmi
Septième mois	Sedmi mjesec
Septième semaine	Sedmi tjedan
Seringue	Šprica
Sérum	Serum
Serviette hygiénique (protège-slip)	Higijenski ulošci
Sevrage	Apstinencijska kriza
Sexualité compulsive	Ovisnost o seksu
Sialographie	Sijalografija
SIDA (syndrome d'immunodéficience acquise)	SIDA (sindrom stečene imunodeficijencije, AIDS)
Siège	Zadak
Sigmoïdoscopie	Sigmoidoskopija
Signal d'alarme	Znak za uzbunu
Signe de Chadwick	Hiperemična sluznica rodnice (Chadwickov znak)
Signes vitaux	Vitalni znakovi
Sinus	Sinus
Sirop	Sirup
Six	Šest
Six cents	Šesto
Sixième	Šesti
Sixième mois	Šesti mjesec
Sixième semaine	Šesti tjedan
Sodium	Natrij
Soif	Žed
Soif excessive (polydipsie)	Pojačan osjećaj žeđi (polidipsija)
Soins de santé	Njega
Soins de santé primaire	Primarna zdravstvena zaštita
Soins intensifs	Intenzivna njega
Soins semi-intensifs	Poluintenzivna njega
Soir	Večer
Soixante	Šezdeset
Soixante-dix	Sedamdeset
Solution	Otopina
Solution nettoyante pour lentilles	Tekućina za čišćenje kontaktnih leća
Solution physiologique	Fiziološka otopina
Somnabulisme	Mjesečarenje (somnambulizam)
Somnolence	Pospanost (somnolencija)

Sonde	Sonda
Sonde d'alimentation	Sonda za hranjenje
Sonde d'intubation endotrachéale	Endotrahealna kanila
Sopor	Sopor
Souffle cardiaque	Šum na srcu
Soufre	Sumpor
Sourcils	Obrva
Spasme (crampe)	Grč (spazam)
Spasme facial	Grč mišića lica
Spasme vaginal (vaginisme)	Grč rodnice (vaginizam)
Spasmolytique	Spazmolitik
Spermatocèle	Spermatokela (cista epididimisa
Spermatozoïde	Spermij
Spermatozoïde	Spermij
Sperme	Sjemena tekućina (sperma)
Spermicide	Spermicid
Spermogramme	Spermogram
Sphincter	Kružni mišić (sfinkter)
Spina bifida	Spina bifida
Spirométrie	Spirometrija (mjerenje vitalnog kapaciteta)
Spray	Sprej
Squelette	Kostur
Stade du travail	Porodno doba
Sténose congénitale du pylore	Urođena stenoza pilorusa
Sténose de la valve pulmonaire	Stenoza plućnog ušća (pulmonalna stenoza)
Sténose mitrale	Stenoza mitralnog ušća
Sténose valvulaire aortique	Stenoza aortnog ušća
Stérile	Sterilno
Stérilisation	Sterilizacija
Stérilisation chirurgicale au femme (ligature des trompes)	Kirurška sterilizacija žene (podvezivanje jajovoda)
Sternum	Prsna kost (sternum)
Stéthoscope	Stetoskop
Stimulateur cardiaque (pacemaker, pile)	Električni stimulator srca
Stockage	Spremište
Strabisme	Razrokost (strabizam)
Strangulation (étranglement)	Davljenje
Stupeur	Stupor
Sublingual	Pod jezik
Suc gastrique	Želučani sok
Suc intestinal	Crijevni sok
Suc pancréatique	Sok gušterače
Succion	Sisanje
Sucre dans les urines (glycosurie)	Šećer u urinu (glikozurija)
Sudation	Znojenje
Sudation excessive (hyperhidrose)	Prekomjerno znojenje (hiperhidroza)
Sueur	Znoj
Sueurs nocturnes	Noćno znojenje
Suffocation	Gušenje
Suicide	Samoubojstvo
Sulfamidé	Sulfonamid
Support de cou	Imobilizator vrata
Suppositoire	Čepić
Sur-chaussures à usage unique	Zaštitna navlaka za obuću
Surdité	Gluhoća
Surdité partielle	Nagluhost
Surdose	Predoziranje
Surdose de drogue	Predoziranje drogom
Surdose du médicament	Predoziranje lijekom
Suture de la plaie	Šivanje rane
Symptôme	Simptom
Synapse	Sinapsa
Syncope	Sinkopa
Syndrome d'alcoolisation foetale	Fetusni alkoholni sindrom
Syndrome d'aspiration méconiale	Mekonijalni aspiracijski sindrom
Syndrome d'Edwards (trisomie 18)	Trisomija 18D (Edwardsov sindrom)
Syndrome de douleur	Bolni sindrom
Syndrome de Down (trisomie 21)	Downov sindrom (mongoloidizam, trisomija 21)
Syndrome de mort subite du nourrisson	Sindrom iznenadne smrti dojenčeta
Syndrome de Patau (trisomie 13)	Trisomija 13D (Patauov sindrom)
Syndrome du bébé mou	Sindrom mlohavog djeteta

Syndrome post-thrombotique	Posttrombotički sindrom
Syndrome prémenstruel (SPM)	Predmenstruacijski sindrom (PMS)
Synostose radio-ulnaire	Radioulnarna sinostoza
Syphilis (vérole)	Sifilis (lues)
Système international d'unités	Sustav međunarodnih mjernih jedinica
Système nerveux orthosympathique (système nerveux sympathique)	Simpatikus
Système nerveux parasympatique (système vagal)	Parasimpatikus
Système Rhésus négatif	Negativan Rh faktor
Système Rhésus positif	Pozitivan Rh faktor
Table	Stol
Table de chevet (table de nuit)	Noćni ormarić
Table de lit	Stolić za serviranje hrane
Tachycardie	Tahikardija
Taille corporelle du nouveau-né	Dužina novorođenčeta
Talon	Peta
Talonnières et coudières	Zaštitnici za pete i laktove
Tampon hygiénique	Tampon
Tarse	Zastoplje
Taux d'hormones thyroïdiennes dans le sang	Test na hormone štitnjače u krvi
Taux de la glycémie	Šećer u krvi
Taux de prothrombine	Protrombinski indeks
Taux de sucre dans le sang élevé (hyperglycémie)	Povišeni šećer u krvi (hiperglikemija)
Teinture	Tinktura
Télencéphale (cerveau)	Veliki mozak (telencefalon)
Tempe	Sljepoočnica
Température corporelle basse (hypothermie)	Snižena temperatura tijela (hipotermija)
Temps	Vrijeme
Temps de céphaline activée (TCA)	Parcijalno tromboplastinsko vrijeme (PTT)

Tendinite de l'avant-bras	Veslačka podlaktica (tendinitis podlaktice)
Tendon	Tetiva
Tensiomètre (sphygmomanomètre)	Tlakomjer
Tension de la paroi stomacale	Napetost trbušne stijenke
Test d'agglutination	Test aglutinacije
Test d'alpha-foetoprotéine	Alfafetoproteinski test (AFP)
Test de diagnostic rapide du streptocoque	Brzi test na streptokok (strep-test)
Test de grossesse	Kućni test za trudnoću
Test de grossesse	Test na trudnoću
Test de la brome-sulfonephtaléine	Brom-sulfalein test funkcije jetre
Test de la piqûre	Alergološko testiranje kože (prick test)
Test de tolérance orale au glucose (TTOG)	Oralni test tolerancije na glukozu (OGTT)
Test de Weber	Weberov test
Test du sucre dans les urines	Šećer u urinu
Test Mantoux (test PPD)	Tuberkulinski kožni test
Test PAP	Papa-test (Papanicolaouova klasifikacija)
Test respiratoire à l'urée	Urea izdisajni test
Testicule	Jaje (mudo, testis)
Testostérone	Testosteron
Tétanos	Tetanus (zli grč)
Tête	Glava
Téton ombiliqué	Uvućena bradavica
Tétracycline	Tetraciklin
Tétralogie de Fallot	Fallotova tetralogija
Thalamus	Talamus
Thé	Čaj
Thérapie (traitement curatif)	Liječenje (terapija)
Thermomètre	Toplomjer
Thoracoscopie	Torakoskopija
Thorax en entonnoir (pectus excavatum)	Udubljena prsa (ljevkasta prsa)
Thrombocyte	Trombocit
Thrombophlébite	Tromboflebitis
Thrombose	Tromboza

Thrombose du voyageur	Sindrom ekonomske klase
Thrombose veineuse	Venska tromboza
Thymus	Grudna žlijezda (timus)
Thyréostimuline (thyréotropine)	Tireotropin (TSH)
Thyréotoxicose	Tireotoksikoza (tireotoksična oluja)
Thyroïde	Štitnjača
Thyroïdite de Hashimoto	Hashimotov sindrom
Thyroxine	Tiroksin
Tic	Tik
Timbre à la nicotine	Nikotinski flaster
Tire-lait	Pumpica za izdajanje
Tisane	Biljni čaj
Tissu	Tkivo
Tissu adipeux (masse grasse)	Masno tkivo
Toilette (cabinet)	Nužnik
Tomodensitométrie (TDM)	Kompjuterizirana tomografija (CT)
Tomographie	Tomografija
Tomographie par émission de positrons	Pozitronska emisijska tomografija (PET)
Tonique	Tonik
Tonométrie oculaire	Tonometrija oka
Tonsille	Krajnik
Torse	Grudište (prsa)
Torsion testiculaire	Torzija testisa
Torticolis	Krivi vrat (tortikolis)
Toucher rectal	Rektalni pregled
Toux	Kašalj
Toux productive	Produktivni kašalj
Toux sèche	Suhi kašalj
Toxicomanie	Ovisnost o drogama
Toxoplasmose	Toksoplazmoza
Trachée	Dušnik
Traction	Trakcija
Trafic d'êtres humains	Trgovina ljudima
Tramadol	Tramal
Transfusion	Transfuzija
Transplantation rénale	Transplantacija bubrega
Trauma	Trauma
Treize	Trinaest
Treizième	Trinaesti
Treizième semaine	Trinaesti tjedan
Tremblement	Drhtanje (tremor)
Tremblement des mains	Drhtanje ruku

Trente	Trideset
Trente-cinquième	Trideset peti
Trente-cinquième semaine	Trideset peti tjedan
Trente-deuxième	Trideset drugi
Trente-deuxième semaine	Trideset drugi tjedan
Trente-et-unième	Trideset prvi
Trente-et-unième semaine	Trideset prvi tjedan
Trente-huitième	Trideset osmi
Trente-huitième semaine	Trideset osmi tjedan
Trente-neuvième	Trideset deveti
Trente-neuvième semaine	Trideset deveti tjedan
Trente-quatrième	Trideset četvrti
Trente-quatrième semaine	Trideset četvrti tjedan
Trente-septième	Trideset sedmi
Trente-septième semaine	Trideset sedmi tjedan
Trente-sixième	Trideset šesti
Trente-sixième semaine	Trideset šesti tjedan
Trente-troisième	Trideset treći
Trente-troisième semaine	Trideset treći tjedan
Trentième	Trideseti
Trentième semaine	Trideseti tjedan
Trichomonas vaginalis	Trihomonazni vaginitis
Triglycéride	Triglicerid
Triiodothyronine	Trijodtironin
Trimestre	Trimestar
Trisomie	Trisomija
Trois	Tri
Trois cents	Tristo
Troisième	Treći
Troisième mois	Treći mjesec
Troisième semaine	Treći tjedan
Troisième trimestre	Treći trimestar
Trompes de Fallope	Jajovod
Tronc	Trup (torzo)
Tronc cérébral	Moždano stablo
Trouble bipolaire (psychose maniaco-dépressive)	Bipolarni poremećaj (manično-depresivna psihoza)
Trouble de conduite alimentaire	Poremećaj ishrane
Trouble de coordination des mouvements musculaires (ataxie)	Poremećaj koordinacije mišićnih pokreta (ataksija)

Trouble de l'apprentissage	Poremećaj učenja
Trouble de l'apprentissage du langage (dysphasie)	Otežan govor (disfazija)
Trouble de l'audition	Poremećaj sluha
Trouble de l'équilibre	Poremećaj ravnoteže
Trouble de la différenciation sexuelle	Poremećaj spolne diferencijacije
Trouble de la miction	Poremećaj mokrenja
Trouble de la personnalité	Poremećaj osobnosti
Trouble de la vue	Poremećaj vida
Trouble de stress post-traumatique	Posttraumatski stresni poremećaj (PTSP)
Trouble du comportement	Poremećaj ponašanja
Trouble du mouvement	Poremećaj kretanja
Trouble du sommeil	Poremećaj spavanja
Troubles du cycle menstruel	Menstrualne smetnje
Trousse de secours	Kutija prve pomoći
Tube à essai	Epruveta
Tube de soin pour lèvres	Grožđana mast
Tumeur	Tumor
Tumeur bénigne	Dobroćudni tumor (benigni tumor)
Tumeur du sac vitellin	Tumor žumanjčane vreće (endodermalni sinus tumor)
Tympan	Bubnjić
Tympanocentese	Timpanocenteza
Tympanométrie	Timpanometrija
Ulcère	Čir (ulkus)
Ulcère de l'estomac	Čir na želucu
Ulcère veineux	Varikozni ulcer (venski ulcer)
Ultrasons focalisés de haute intensité	Fokusirani ultrazvuk visokog intenziteta
Un	Jedan
Unité de soins intensifs	Jedinica intenzivne njege
Urée (carbamide)	Mokraćevina (urea, ureja)
Urémie (le taux de l'urée dans le sang)	Uremija (autointoksikacija radi nelučenja urina)
Uretère	Mokraćovod (ureter)
Urétéro-pyélographie rétrograde	Retrogradna pijelografija
Urétéroscopie	Ureteroskopija
Urètre	Vanjska mokraćna cijev (uretra)
Urétrographie	Uretrografija
Urination douloureuse (strangurie)	Bol pri mokrenju (strangurija)
Urine	Mokraća (urin)
Urine marron	Smeđi urin
Urine opaque	Mutni urin
Urine rouge	Crveni urin
Urobilinogène dans les urines	Urobilinogen u urinu
Uroculture	Mikrobiološki pregled mokraće (urinokultura)
Urographie	Pijelografija (urografija)
Urographie intra-veineuse	Intravenozna pijelografija (i.v. Urografija)
Urticaire	Koprivnjača (urtikarija)
Utérus	Maternica (uterus)
Utérus rétroversé	Retrovertirani uterus
Vaccin	Cjepivo
Vaccination (inoculation)	Cijepljenje
Vacuum extractor	Vakuumski ekstraktor
Vagin	Rodnica
Vaginose bactérienne	Bakterijska infekcija rodnice (bakterijska vaginoza)
Vaisseau lymphatique	Limfna žila
Vaisseau sanguin	Krvna žila
Valve	Zalistak
Valve aortique	Polumjesečasti aortni zalistak
Valve cardiaque	Srčani zalistak
Valve mitrale (valve bicuspide)	Mitralni zalistak (bikuspidalni zalistak)
Valve tricuspide	Trolisni zalistak
Varicelle	Vodene kozice (varičela)
Varices	Proširene vene
Varices des membres inférieurs	Proširene vene na nogama
Vasodilatateur	Vazodilatator
Veine	Vena

Veine cave inférieure	Donja šuplja vena
Veine cave supérieure	Gornja šuplja vena
Veine porte	Portalna vena
Veinule (vénule)	Venula
Ventilation artificielle	Umjetno disanje
Ventricule	Klijetka
Ventricule cardiaque	Srčana klijetka
Ventricule cérébral	Moždana klijetka
Ventriculographie	Ventrikulografija
Vernis à dents	Poliranje zuba
Verrue	Bradavica (virusna bradavica)
Verrue génitale	Genitalna bradavica (venerična bradavica)
Vertèbre	Kralježak
Vertèbre coccygienne	Trtični kralježak
Vertèbre lombale	Slabinski kralježak (lumbalni kralježak)
Vertèbre sacrale	Krstačni kralježak (sakralni kralježak)
Vertèbre thoracique	Leđni kralježak (grudni ili torakalni kralježak)
Vertex	Tjeme
Vertige	Vrtoglavica
Vertige paroxystique positionnel bénin	Benigna pozicijska vrtoglavica
Vésicule biliare (cholécyste)	Žućni mjehur
Vésicule séminale (glande vésiculeuse)	Sjemena vrećica
Vessie	Mokraćni mjehur
Vestibule	Predvorje (vestibulum)
Viabilité du sperme	Životna sposobnost spermija
Viagra (citrate de sildénafil)	Viagra
Victime	Žrtva
Villosité intestinale	Crijevna resica
Villosités choriales	Korionske resice
Vingt	Dvadeset
Vingt et un	Dvadest i jedan
Vingt-cinquième	Dvadeset peti
Vingt-cinquième semaine	Dvadeset peti tjedan
Vingt-deux	Dvadeset i dva
Vingt-deuxième	Dvadeset drugi
Vingt-deuxième semaine	Dvadeset drugi tjedan
Vingt-et-unième	Dvadeset prvi
Vingt-et-unième semaine	Dvadeset prvi tjedan
Vingt-huitième	Dvadest osmi
Vingt-huitième semaine	Dvadeset osmi tjedan
Vingt-neuvième	Dvadeset deveti
Vingt-neuvième semaine	Dvadeset deveti tjedan
Vingt-quatrième	Dvadeset četvrti
Vingt-quatrième semaine	Dvadeset četvreti tjedan
Vingt-septième	Dvadeset sedmi
Vingt-septième semaine	Dvadeset sedmi tjedan
Vingt-sixième	Dvadeset šesti
Vingt-sixième semaine	Dvadeset šesti tjedan
Vingt-troisième	Dvadeset treći
Vingt-troisième semaine	Dvadeset treći tjedan
Vingtième	Dvadeseti
Vingtième semaine	Dvadeseti tjedan
Viol	Silovanje
Virus	Virus
Visage	Lice
Vision double (diplopie)	Dvoslike
Visite	Posjeta
Visiteur	Posjetitelj
Vitamine	Vitamin
Vitamine A (rétinol)	Vitamin A (retinol)
Vitamine B1 (thiamine)	Vitamin B1 (tiamin)
Vitamine B10 (vitamine R)	Vitamin B10 (faktor-R)
Vitamine B11 (carnitine)	Vitamin B11 (faktor-S)
Vitamine B12 (cobalamine)	Vitamin B12 (kobalamin)
Vitamine B2 (riboflavine)	Vitamin B2 (riboflavin)
Vitamine B3 (nicotinamide, PP)	Vitamin B3 (niacin)
Vitamine B4 (adénine)	Vitamin B4 (adenin)
Vitamine B5 (acide pantothénique)	Vitamin B5 (pantotenska kiselina)
Vitamine B6 (pyridoxine)	Vitamin B6 (piridoksin)
Vitamine B7 (inositol)	Vitamin B7 (inozitol)

Vitamine B8 (biotine)	Vitamin B8 (biotin)
Vitamine B9 (acide folique)	Vitamin B9 (folna kiselina)
Vitamine C (acide ascorbique)	Vitamin C (L-askorbinska kiselina)
Vitamine D2 (ergocalciférol)	Vitamin D2 (ergokalciferol)
Vitamine D3 (cholécalciférol)	Vitamin D3 (kolekalciferol)
Vitamine D4	Vitamin D4
Vitamine D5 (sitocalciférol)	Vitamin D5 (sitokalciferol)
Vitamine E (tocophérol)	Vitamin E (tokoferol)
Vitamine F (acide linoléique)	Vitamin F (linoleična kiselina)
Vitamine J (choline)	Vitamin J (kolin)
Vitamine K (phylloquinone)	Vitamin K (filokinon)
Vitamine L1 (acide anthranilique)	Vitamin L1 (antranilna kiselina)
Vitamine P (flavonoïde)	Vitamin P (flavonoidi)
Vitesse de sédimentation	Sedimentacija eritrocita
Vitiligo	Vitiligo
Voie biliaire	Žučovod
Voile du palais	Meko nepce
Volume urinaire résiduel	Ostatni urin (rezidualni urin)
Volvulus	Zapletaj crijeva
Vomer	Raonik (vomer)
Vomissement	Povraćanje
Vomissement de sang (hématémèse)	Povraćanje krvi (hematemeza)
Vomissement en fusée sans effort	Povraćanje bez mučnine (povraćanje u luku, cerebralno povraćanje)
Vulve	Stidnica
Yeux larmoyants	Suzenje očiju
Zéro	Nula
Zinc	Cink
Zona	Herpes zoster
Zoonose	Zoonoza

ABOUT THE AUTHOR

Edita Ciglenečki is medical translator with Academic degrees in Biomedical Sciences and Public Health Sciences. Besides Croatian, being her mother tongue, she is a holder of international diplomas in English, French and Italian language. For many years she worked as a medical professional inside the travel industry. This dictionary is the product of her own working experience built on her passion for travelling, medicine and language skills.

www.ingramcontent.com/pod-product-compliance
Ingram Content Group UK Ltd.
Pitfield, Milton Keynes, MK11 3LW, UK
UKHW021100290826
14628UKWH00014B/10

9 781984 120779